原汁原味中医养生系列

名老中医李乾构亲授
食疗秘方
药物卷

北京中医医院老院长
全国著名脾胃病专家
北京卫视养生堂特邀专家

李乾构 ◇ 编著

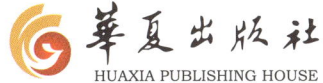
华夏出版社
HUAXIA PUBLISHING HOUSE

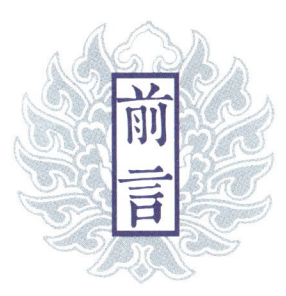

前言

"药补不如食补。"如今,人们越来越关注健康和养生,越来越崇尚用食疗法来代替药物疗法。但是,养生保健是一门科学,不能一蹴而就,也不能靠一种灵丹妙药或者"一招鲜"就能包治百病。简单地说,合理膳食、适当休息、适量运动、良好的心态是保持健康的四大支柱。从中医的角度来说,天生万物以养人,食物也各有其功效,根据个人的体质状况适量摄入适宜的食物,确实能起到保健甚至防病治病的效果。那么,我们经常吃的食物都可以治什么病?不同的食物有什么样的保健养生功效?不同体质的人可以用同样的食物来养生吗?由全国著名的脾胃专家、北京中医医院老院长、北京卫视养生堂特邀专家李乾构编著的这本食疗秘方能给您带来福音。

2002年2月28日卫生部发布了《关于进一步规范保健食品原料管理的通知》。通知说,为进一步规范保健食品原料管理,根据《中华人民共和国食品卫生法》,现印发《既是食品又是药品的物品名单》、《可用于保健食品的名单》和《保健食品禁用物品名单》。其中,《既是食品又是药品的物品名单》列物品87种,《可用于保健食品的名单》列物品114种。本书作者根据中医药学"药食同源"的理论,从此二名单中选取物品,并加水果干果粮食蔬菜等食物,按人们的常用习惯分成药物卷和食物卷。作者以营养学和中医药学的丰富知识和多年临床经验及生活经验,对每种物品均列营养成分、性味功效、美味食单、用法用量、药用验方、专家提醒等条目,详说功效,细列菜谱,条分缕析,实用简便,供广大喜爱营养学及中医药养生保健的读者参考使用。

本书集养生、保健、食疗于一体,内容全面,科学权威,贴近生活,可以帮助读者更好地了解食物,认识食物中营养和健康的关系,从而保持身体健康,预防和治疗各种疾病。

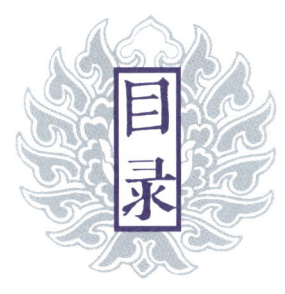

目录

根茎子实类 ... 1

人　参——大补元气 ... 2
西洋参——益气养阴 ... 6
党　参——补气健脾 ... 11
黄　芪——补气固表 ... 14
丹　参——活血化瘀 ... 18
白　术——健脾燥湿 ... 21
枸杞子——滋补肝肾 ... 23
山　药——补脾益阴 ... 26
茯　苓——健脾渗湿 ... 30
当　归——补血活血 ... 34
何首乌——乌须黑发 ... 37
生　姜——温胃止呕 ... 40
黄　连——良药苦口 ... 45
大　黄——泻热通便 ... 49
山萸肉——补肾固精 ... 53
骨碎补——接骨续筋 ... 55
紫　菀——润肺通便 ... 57

决明子——明目润肠 60
石　斛——益胃生津 62
玉　竹——益气养阴 64
白芍药——养阴柔肝 66
天门冬——滋补清肺 70
麦门冬——养阴益胃 72
春砂仁——开胃理气 74
黄葛根——解肌透疹 76
五味子——补虚固涩 78
花槟榔——消积驱虫 81
土茯苓——梅毒要药 84
石菖蒲——水草精英 86
天　麻——温中补虚 89
白及粉——收敛止血 92
参三七——活血止痛 95
杜仲皮——强筋壮骨 98
百　合——滋阴润肺 100
生熟地——滋补肝肾 102
薤白头——宽胸通阳 104
女贞子——滋补肝肾 106
白扁豆——健脾消暑 109
酸枣仁——宁心安神 111
火麻仁——润肠通便 113
莲　子——健脾养心 115

水果干果类 117

苦杏仁——止咳平喘 118
白　果——补肾定喘 121
罗汉果——利咽止咳 125

大　枣——健脾养血	127
木　瓜——益胃舒筋	129
龙眼肉——补益心脾	131
南瓜子——催乳驱虫	133
山　楂——消食开胃	135

花叶皮草类　　　　　　　　　　137

白茅根——清凉止血	138
旱莲草——滋阴补肾	140
菊　花——清肝明目	142
金银花——疗疮解毒	146
桑　叶——止汗减肥	150
车前草——清热通淋	152
陈　皮——健脾化痰	155
蒲公英——清热解毒	158
紫苏叶——解表散寒	161
马齿苋——清热止痢	163
红　花——活血通经	165
鱼腥草——清肺解毒	168
薄　荷——疏风清热	171
牡丹花——活血调经	173
槐　花——清肝凉血	176
茵　陈——清利退黄	179

动物类　　　　　　　　　　181

梅花鹿——益精壮骨	182
阿　胶——补血滋阴	186
甲　鱼——滋阴补肾	189

菌 类 ····· 191

灵　芝——滋补强壮 ····· 192
冬虫夏草——补肺益肾 ····· 195

调味品类 ····· 197

大茴香——暖胃散寒 ····· 198
花　椒——开胃驱虫 ····· 200

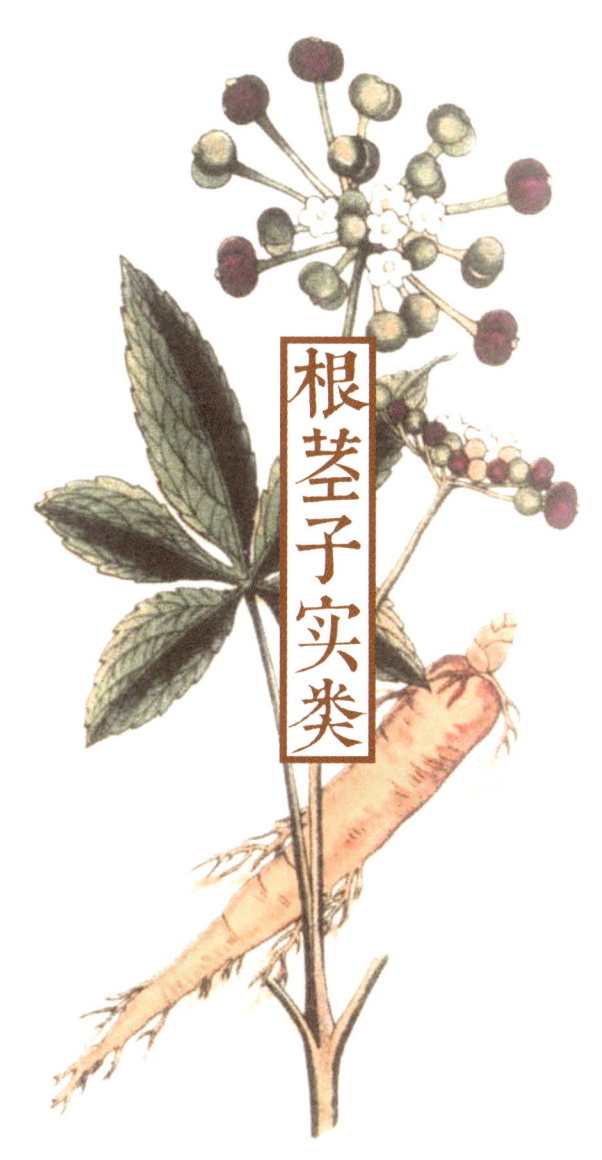

根茎子实类

人 参

——大补元气
附：人参叶　人参芦

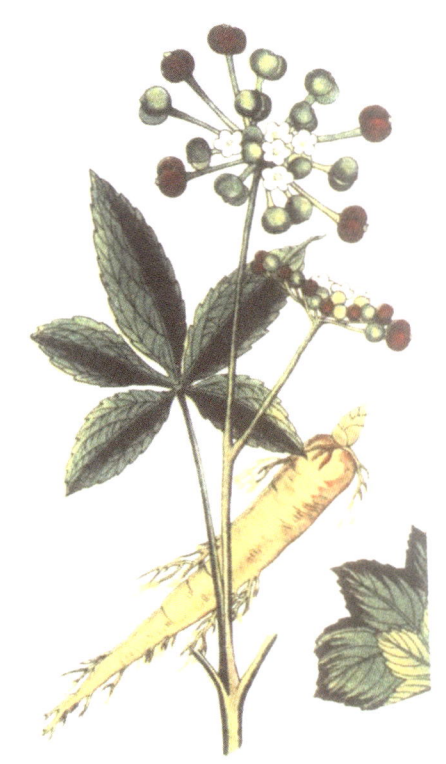

主要成分： 人参皂苷、人参烯、人参醇、人参多糖、单糖、多肽、炔类、脂类、甾醇、酶类、黄酮、生物碱、挥发油、有机酸及各种氨基酸、葡萄糖、维生素、微量元素等成分。

性味归经： 味甘、微苦，性微温，入心、肺、脾经。

功效主治： 大补元气，健脾益肺，生津止渴，安神益智。主治气虚欲脱、脉微欲绝、气虚乏力、脾虚食少、肺虚咳喘、失眠健忘、津伤口渴、内热消渴等症。

用法用量： 一般用3～9克，另文火慢煎，顿服，或兑入汤剂中服；如急危重证可用大剂量30～45克人参，水煎顿服；人参粉剂冲服每次1～1.5克，一日3次。

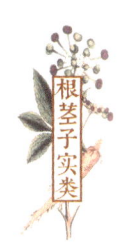

〔成分功效〕

研究证明，人参能提高脑力劳动工作效率，增强机体对有害刺激的抵抗力，提高抗疲劳能力；有强心作用，能使心肌收缩力加强、提高机体的免疫功能、增强网状内皮系统的吞噬功能；有促进性腺激素作用，加速红细胞和血红蛋白生成。可改善消化吸收和代谢功能，促进蛋白质的生成；并能调节胆固醇代谢，抑制高脂血症的发生。因此，人参乃抗老益寿之佳品。

人参有助于改善机体各脏器，特别是循环、神经和内分泌的功能，有助于改善机体的免疫状态和对自然环境的适应能力，延缓老年人脏器功能衰退，以及预防老年人血栓栓塞性疾病等，有利于延长寿命。人参具有抗氧化、延缓衰老的作用，能够提高人体细胞的生长和增殖能力，并能延长细胞的寿命。人参可以抑制多种脏器的脂质过氧化，清除对人体有害的自由基，并能提高抗氧化酶的活性，减少自由基对机体组织的损伤。人参还可提高人体耐受性，增强免疫细胞的活性和提高机体抵抗疾病的能力，增强适应能力，改善人体虚弱体质。人参中所含多种皂苷、人参多糖等成分具有抗肿瘤作用，其作用机理主要与增强免疫功能有关。肿瘤患者放化疗期间服用人参，不但可以增强放化疗的效果，而且可以减少其毒副作用。

〔药用验方〕

人参莲子汤： 人参10克，去心莲子10克，放小碗内加水适量泡发，再放冰糖30克，蒸1小时，吃莲子喝汤。其功能补脾益肺，生津安神。适用于病后体虚、脾虚消瘦、疲倦、自汗、泄泻等症。

人参炖猪肚： 人参10克，升麻3克，北芪30克，猪肚500克，生姜5克，大枣15克。将猪肚洗干净后用盐擦洗肚内脂肪，再用热水脱去腥味。大枣去核，生姜切片。所有材料放入瓦盅，加8碗水，约炖3小时即可食用。本品能补益脾胃。适用于胃下垂、肢体疲倦、脉细弱等症。注意在服药期间忌食萝卜、芥菜、生冷之物。

人参茶： 生晒参切成薄片，每次6克，放入保温杯中，用白开水闷泡半小时，代茶饮。久服能大补元气。适用于气虚证（体乏无力、容易疲累、食欲不振、气短懒言等症）。忌同食萝卜、茶叶等。

人参炖母鸡： 人参15克，老母鸡1只1000克。将母鸡宰杀去毛洗净，除去内脏后，将人参切片放入鸡腹中，缝合鸡肚放砂锅中，加水及调味品，文火炖至肉熟汤浓，食鸡、饮汤、吃参，每周1~2次。本方能大补元气。适用于久病体虚引起的乏力、少言懒语、动辄气急、易出虚汗、血压低等症。

人参蛋羹：鸡蛋一个，去壳后盛碗中，加入人参粉2克及清水适量，调味，调匀，蒸熟服食，每日1次。本方能补虚扶正，强身健体。适用于各种慢性虚弱性疾病的调养。

人参粥：人参3克切片后加水炖开，去渣取汁，加大米50克、清水适量，煮为稀粥，嚼食人参喝粥。本方能益气养血，健脾开胃。适用于消化功能较差的慢性胃肠病患者和年老体虚者。

生脉散（又名生脉饮）：人参10克，麦冬15克，五味子10克。水煎服，一天一剂。本方具有益气生津、敛阴止汗的作用。主治暑热汗多，体倦气短，咽干口渴，久咳少痰，气短自汗，口干舌燥，苔薄少津，脉虚数或虚细。

人参补气汤：人参10克，黄芪15克，水煎服，每日1剂。本方具有补脾益气的作用。主治年老体弱，或在工作过度劳累之后，不思饮食，周身无力，疲倦欲睡，但又久久不能入睡的"亚健康"状态。

独参汤：人参30克，浓煎成"独参汤"灌服。本方具有补气固脱的作用。主治心衰或休克病人。如气脱亡阳、手足逆冷、呼吸急促、冷汗淋漓者：人参30克，附子15克，水煎顿服（1次服用）；如气脱脉微欲绝，血压明显下降者：人参30克，麦冬15克，五味子10克，水煎顿服。

参蛤散：人参9克，全蛤蚧1对，共研细末，装0号胶囊。本方具有补益肺气、固肾定喘的作用。主治肺肾气虚、咳喘不摄等症。每服2~4粒，早晚各1次。

补气安神汤：人参10克，酸枣仁30克，五味子10克，生地黄20克，大枣10克，丹参10克，五味子10克，水煎服，每日1剂。本方具有补气健脾、养心宁神的作用，主治脾气亏虚所致的失眠健忘。

人参降糖茶：人参10克，天花粉30克，麦冬30克，生地黄20克，玉竹15克，五味子10克，黄精20克，何首乌15克，山药15克，知柏各12克，共研细末，每日1包（6克），放入保温杯中，用白开水闷泡半小时，代茶饮。本方具有益气养阴、降糖止渴的作用。主治消渴（2型糖尿病），症见口干欲饮、多食善饥、小便频数、心烦、乏力、舌红少苔、血糖升高者。

健脾降脂散：生晒参30克，玉竹30克，山楂60克，荷叶30克，泽泻30克，共研细末，每6克一包，每天一包，用白开水闷泡后代茶饮。本方具有滋补气阴、健脾

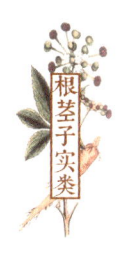

降脂的作用。主治高血脂症，症见精神疲倦、四肢无力等症。

〖传说趣事〗

人参名称的由来：人参为五加科多年生草本植物人参的根。其植物独生一茎，高约60cm，茎上结有七八枚形如大豆的紫红色花籽，其根如人形。古人以其"形状如人，功参天地"，故名人参。人参的学名Panax在希腊语中即为"灵丹妙药"之意。

人参别名称棒棰：大连为有名的不冻港，海边有棒棰岛，是以产人参而得名的。人参为什么叫"棒棰"呢？因为满清时不许民间采人参，留为统治阶级自己享用。采参的人以"上山挖棒棰"作为隐语。东北深山里有一种棒棰雀，它的叫声为："王敢哥！王敢哥！"据说：这种鸟类专喜吃人参籽，每当山里有棒棰雀的叫声就说明人参已经成熟了。人们就上山采人参挖棒棰。

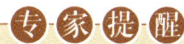

专家提醒

人参对因病或体虚需要进补者，也要合理使用。服用人参时要密切注意是否出现不良反应。轻度的人参不良反应表现为腹胀感。

人参叶　人参芦

人参叶：人参叶也含有人参皂苷，故人参叶也可入药使用。人参叶入药始载于赵学敏的《本草纲目拾遗》，名"参叶"。人参叶味苦甘性寒，入肺、胃经，有补气、益肺、祛暑、生津的功效；主治气虚咳嗽，暑热烦躁，津伤口渴，头目不清，四肢倦乏。一般用量为3～9克。不宜与藜芦（相反）、五灵脂（相畏）同用。

人参芦：人参的根茎连接处称"芦头"或"参芦"。人参芦性温味苦，有涌吐的功效，主治虚劳痰饮。据李时珍《本草纲目》记载："一女子性躁味厚，暑月因怒而病呃（逆），每作则举身跳动，昏冒不知人。其形气俱实，乃痰因怒郁，气不得降，非吐不可。遂以人参芦半两，逆流水一盏半，煎一大碗饮之，大吐顽痰数碗，大汗昏睡一日而安。"

西洋参
——益气养阴

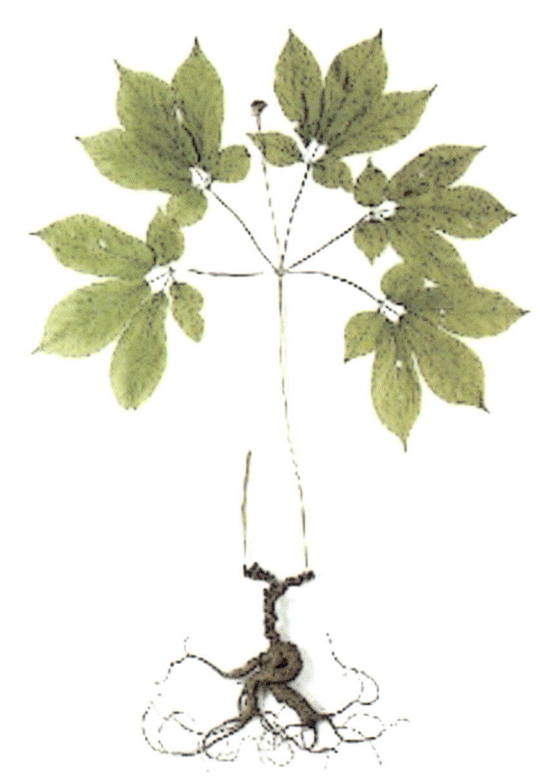

主要成分：皂苷、挥发油、多糖、氨基酸及微量元素等。
性味归经：味甘，性凉，入心、肺、肾经。
功效主治：益气养阴，清热生津。主治本虚感冒、咳嗽痰少、气短咳喘、口燥咽干、烦倦口渴、食欲不振、倦怠多汗等症。
用法用量：3～6克，另煎兑服；或1.5～3克，研粉冲服，或开水浸泡代茶饮。

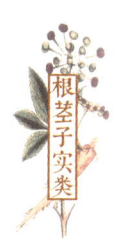

[成分功效]

西洋参含有皂苷类活性成分,与人参所含皂苷类成分近似,总含量为5%～10%左右,野生西洋参含皂苷8%～11%。

西洋参具有提高体力和脑力劳动的能力,降低疲劳度和调节中枢神经系统的作用。对高血压、心肌营养不良、冠心病、心绞痛等心脏病均有较好的疗效,尤其对心脏病引起的烦躁、闷热、口渴等症更适宜。对癌症患者可减轻由于放射治疗和化学治疗而引起的不良反应,如咽干、恶心、消瘦、白细胞减少、胃口不佳、唾液腺萎缩等;还能改变机体应激状态,减轻胸腺、淋巴组织萎缩,对糖尿病有显著疗效。

[药用验方]

西洋参炖老鸭:西洋参10克,黄芪30克,大枣10枚,老母鸭1只(约1000克),将全部材料用水洗净后放入瓦煲内,用文火清炖2小时,入调味料少许食用。本品具有益气滋阴、开胃生津、补益肝脾的作用。适用于病后体虚者。

洋参枸杞瘦肉汤:西洋参10克,枸杞子15克,瘦肉150克,红枣6枚,生姜5片,调味料适量。先将猪肉用水洗净切片放入瓦煲内,再将西洋参红枣生姜水洗后放入瓦煲内,加水煮约半小时,放入枸杞子,调味即成。本品具有健脾益气、滋养肝肾的作用。适用于体乏无力、腰酸腿软、易累易感冒者。

洋参香菇煮母鸡:西洋参10克,黄芪20克,香菇30克,生姜5片,大枣10枚,母鸡肉1000克。将以上诸药及鸡肉共煮1小时,调味即成,食肉喝汤。本品具有益气养阴、生津止渴的作用。适用于癌症患者放化疗后出现的身体衰弱、食欲不振、五心烦热、口燥咽干等症。

洋参冬瓜汤:西洋参10克,冬瓜(去皮)200克,生姜、红枣各适量。将西洋参洗净,冬瓜切大块,姜枣(去核)分别洗净后一同放入锅中,加入适量开水,武火煮沸后,改用文火煮1小时,调味即可饮用。本品具有益气消暑的作用。适用于夏日感暑口渴心烦、面赤耳红、小便短少等症。

洋参荷叶粥:西洋参10克,荷叶30克,薏米30克,白米30克。先将生薏米、白米用水冲洗干净,同放锅内,用清水8碗,武火滚开转文火,约煮1小时,然后再把洗净的荷叶、洋参放入锅内,再煮半小时左右,最后用适量白糖调味即可,分多次服用。本方具有益气健脾、清暑利湿的作用。适用于夏季伤暑、食欲不振、肠胃不适、胸闷烦热、较易疲倦等症。

洋参豆腐汤： 西洋参10克，豆腐1块，蜜枣10枚，柠檬汁5滴。先将豆腐切成小颗粒状，再将洗干净的西洋参、蜜枣与豆腐同放锅内，用清水2碗，文火煲成1碗，最后再加入柠檬汁即可食用。本品具有宽中益气、养阴生津的作用。适用于五心烦热、口干舌燥之阴虚火旺证。虚寒人不宜服用。

洋参菊花茶： 西洋参3克，白菊花3克，冰糖适量。将西洋参、白菊花及适量冰糖，加水一起煮沸即可。本品具有益气养阴、清肝明目的作用。适用于风热感冒、头晕目眩等病症。可作为高血压、糖尿病患者的辅助治疗。

西洋参茶： 西洋参片6克，放入保温杯中，用白开水闷泡半小时代茶饮。本品具有益气养阴的作用。适用于易疲劳、易感冒者。

益阴清暑汤： 西洋参10克（单煎），麦冬15克，石斛5克，知母10克，黄连、竹叶各6克，甘草3克，西瓜翠衣30克。水煎服，每日1剂，连服3～5日。本品具有益气养阴、清解暑热的作用。主治夏季感暑伤及气阴，症见久热不退、口渴、汗多、体乏无力等症。

养阴止咳汤： 西洋参6克（单煎兑服），知母、川贝各10克，百合、麦冬各15克，阿胶15克（烊化兑服），水煎服，每日1剂，连服3～5日。本品具有益气养阴、润肺止咳的作用。主治干咳、痰少或痰中带血、胸闷气短、体乏无力等症。

参芪散： 西洋参30克，黄芪60克，共研细末，每日6克，开水冲泡，代茶饮，连服2周。本品具有益气养阴的作用。主治肺胃阴伤之口干舌燥、食少、倦怠、多汗等症。

洋参汤： 西洋参15克，水煎服，每日1剂。本品具有益气养阴、生津止渴的作用。主治癌症放疗后出现的体乏、口干舌燥等症。

益气活血汤： 西洋参片10克（单煎兑服），银杏叶10克，丹参15克，三七粉3克。水煎服，每日1剂。本品具有益气补虚、活血止痛的作用。主治胸闷心痛、心悸气短、体弱乏力、面色苍白等症。

益气安神汤： 西洋参10克（单煎兑服），合欢皮10克，远志10克，酸枣仁20克。将诸药水煎，分早晚服用，每日1剂。本品具有益气滋阴、宁心安神的作用。主治神经衰弱失眠多梦、心神不宁、心悸气短、神疲乏力等症。

［传说趣事］

慈禧服西洋参： 据清代宫廷医案记载，光绪二十一年前后，慈禧太后患有慢性腹泻，当宫中的太医为其诊治时，需用人参补气健脾，为了防止人参药性温燥，而将处方中的人参改用西洋参。

西洋参被称为"绿色黄金"：在17世纪90年代，康熙皇帝为了表示对满清祖先发祥地的崇敬，曾诏令禁止上长白山采伐草木，上山采挖人参的也少，造成了人参供应的紧张，于是从国外进口西洋参。西洋参经贩运到中国可换得大量的黄金，因此，西洋参在北美一直有"绿色黄金"的美称。

西洋参与中国人参市场：据史料记载，中国人参是在宋代经阿拉伯商人传到欧洲。1642年，塞姆德·阿尔活龙根据商人的描述撰写了关于人参的报告。1697年，鲍德伦教授在法国科学院首次宣读了关于中国人参医疗作用的论文，使欧洲人认识到人参的药用。法国牧师雅图斯在我国黑龙江省宁安县曾见到人参，以"关于远东植物人参"为题写了一篇论文，发表在1714年英国皇家协会会刊上。论文记述了中国人参的外部形态和用途，并附有人参图。论文传到一位住在加拿大魁北克的法国传教士拉弗多神父手上，他仔细研究了从中国寄去的人参植物标本，认为当地森林与远东地区人参产地的自然环境相近，应当有人参存在。于是雇用印第安人到加拿大南部蒙特利尔的森林中去寻找人参，于1716年终于发现了与人参类似的植物。这种植物就是西洋参。不久在加拿大东南部、美国东部也找到了野生的西洋参。受东方市场高额利润的吸引，一时掀起人工采挖西洋参的热潮，并大量投入市场买卖，与我国人参市场竞争。

西洋参在我国栽培成功：西洋参原产加拿大、美国，1948年江西庐山植物园曾从加拿大引过西洋参的种子，并试验成功，但未能扩大发展。真正的引种驯化工作始于1975年，由中国科学院植物研究所在全国进行多点试验，取得引种试验成功。1980年吉林集安收获了4年生引种西洋参。此后，吉林、北京、河北等省市建立了西洋参种植基地，使引种产量逐步扩大。国产西洋参现已引种于吉林、辽宁、黑龙江、北京、河北、山东、陕西、云南和福建等地。栽培西洋参一般5~7年收获。药材商品有两种：原皮参——不去外皮，粉光参（去皮参）——刮去外皮。吉林省的栽培西洋参还有红果（吉洋1号）、黄果（吉洋2号）等新品种。

西洋参与人参功效异同：人参甘温，大补元气，西洋参甘凉，补气养阴，润养五脏，而无温燥上火之弊端，被视为补药中之上品。清光绪二十一年前后，慈禧常有脾虚夹湿之疾，太医考虑调摄不宜燥烈，常以西洋参、党参同处一方，外感风热需用人参时也代之以西洋参，在拟定服用香砂养胃丸时，有时也以西洋参取代党参或人参。

张锡纯《医学衷中参西录》有："西洋参性凉而补，凡欲用人参而不受人参之温补者，皆可以代之。"

生晒参代替西洋参：生晒参百余元一千克，而一千克西洋参的零售价约为2400～3000元，二药药性相似，是否可用生晒参代替西洋参呢？生晒参，味甘性平，不温不燥，既能补气，又能养津，最适宜津液亏乏而口干舌燥和气血不足而无力的人服用。生晒参性味功效与西洋参相似。平素体质虚弱或老龄人进补、益气养阴时可用生晒参代替西洋参，但人参不可随意代替西洋参。

专家提醒

1. 西洋参和中国人参虽然同科同属，但在药性功能上有很大差异。西洋参的化学成分与人参不同，因此形成西洋参与中国人参在医疗功效和应用上的差异，二者各有特色，不可替代。
2. 西洋参反黎芦。
3. 西洋参性属寒凉，能伤阳助湿，中阳衰微及胃有寒湿者不宜多服。
4. 感冒咳嗽或急性感染有湿热者，也不宜服西洋参。
5. 曾有口服西洋参致过敏反应1例的报道，应适当注意西洋参不良反应。
6. 西洋参为益气养阴药，婴儿、身强力壮的青壮年，以及元气不虚、形症俱实的患者，忌用西洋参。

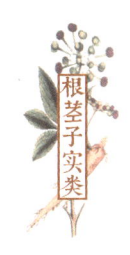

党 参
——补气健脾

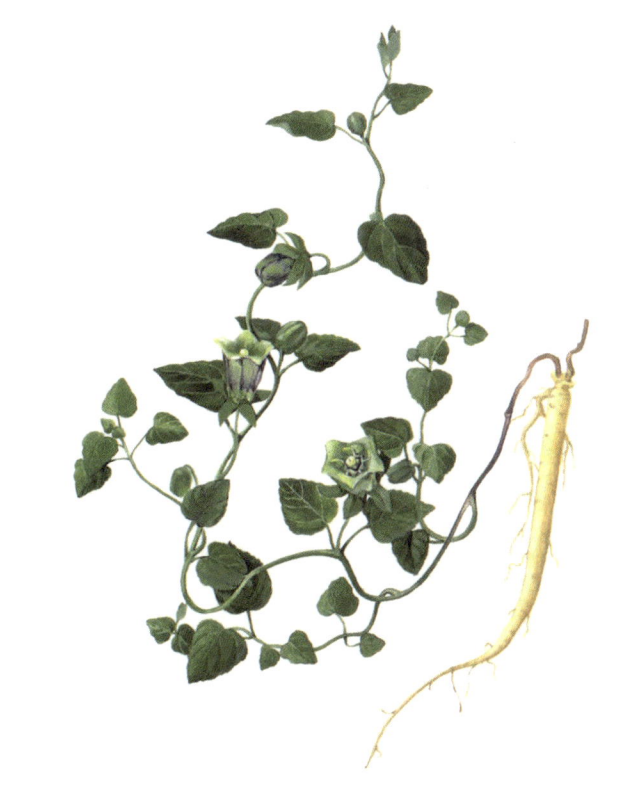

主要成分：甾醇类、糖苷类、生物碱、含氮成分、挥发性成分、三萜及其他类成分、磷脂、多种氨基酸和人体必需或有益的多种微量元素。

性味归经：味甘，性平，入脾、胃、肝、肺经。

功效主治：补中益气，生津养血，润肺化痰，和胃止呕。主治肺燥咳嗽、胃虚呕吐、食欲不振、消化不良、风湿痹痛、脱力劳伤及病后体虚等症。

用法用量：10～30克，水煎服，亦可入丸、散、膏剂。或煮食或浸酒服。

[药用验方]

党参牛肉汤：牛肉500克，党参30克，当归10克，枸杞子10克，生姜10片，红枣10粒。制法：以上汤料洗净后，一起放在汤锅中，加适量清水，大火煮沸后改慢火煮2小时，调味后可食用。本方具有健脾益气、和胃温中的作用。适用于神疲乏力、面色萎黄、营养不良者，或产后贫血等症。

党参鸡蛋羹：明党参30克，当归15克切细，煎水300毫升，鸡蛋2个，打碎与药液搅和均匀，在饭锅上蒸熟食。本方具有补益气血的作用。适用于体乏无力、贫血头晕等症。

党参炖羊肉：羊肉500克，党参30克，当归30克，红枣10粒，陈皮5克，生姜10片。羊肉出水，洗净，切成块；陈皮浸过，去白；红枣去核。将各用料一起放入汤锅中，加适量清水，急火煮沸后，慢火约煮两小时，调味即可食用。本方具有益气补血、温中散寒、理气开胃的作用。适用于虚劳羸瘦、畏寒肢冷、头晕乏力等症。

党参升压汤：党参30克，黄精20克，当归15克，枳壳15克，升麻10克，天麻10克，炙甘草10克，每日1剂，水煎服。本方具有补益气血、驱风宁神的作用。主治眩晕乏力等症（贫血性、感染性、直立性、原因不明性低血压服党参升压汤有较好的疗效）。

党参升白汤：潞党参30克，黄芪20克，花粉20克，鸡血藤30克，水煎二次，取300毫升，分3次温服，连续30天。本方具有补益气血、升高白细胞的作用。主治由肿瘤放疗、化疗所致的造血功能障碍、白细胞减少等症。

[传说趣事]

党参出上党：党参的"党"为地名，为古时上党的地名，即今山西省长治市及长子、屯留、壶关、潞城、黎城、襄垣、平顺等七县一带地方，属山西省东南部、太行山之南端。公元前221年，秦始皇统一中国，在全国分设三十六郡，设有上党郡。唐武德初年，将上党改为潞州。

党参与人参功效异同：党参与人参均为补中益气要药。但党参的补益作用次于人参，故一般补益剂中，大凡用人参补气者，皆可以党参代之。由于党参较人参补益力弱，故用量宜大，一般可为人参用量的2～3倍。人参补气，无补血之功；党参为气血双补之佳品。尤其可贵之处，党参健脾运而不燥，滋胃阴而不湿，润肺而不犯寒凉，养血而不偏滋腻，鼓舞清阳，振动中气，而无刚燥之弊。

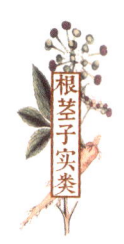

专家提醒

1. 党参最适用于虚寒证,实证热证不宜应用党参。
2. 党参反藜芦,党参与藜芦不能同用。
3. 党参常用量为10~30克。但用量过大(每剂超过60克)有可能出现心前区不适和心律不齐,其症状在停药后可自行恢复。

黄芪
——补气固表

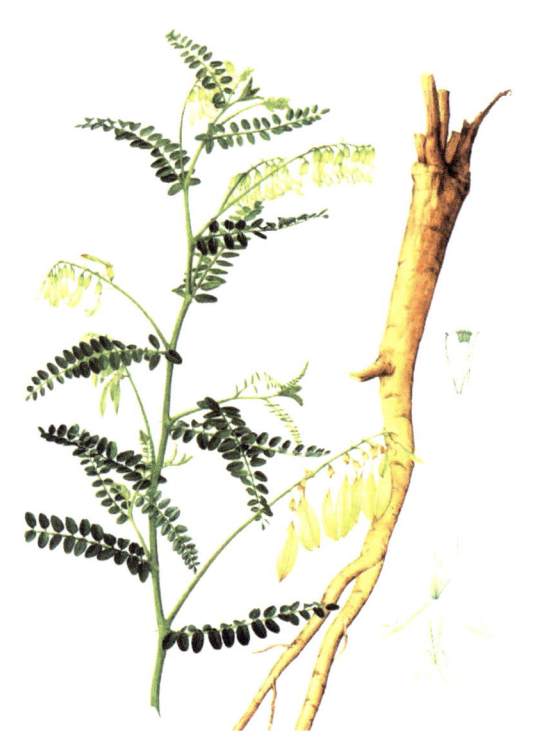

主要成分： 黄酮、异黄酮、二氢黄酮、三萜皂苷、核黄素、叶酸、有机酸、香豆素、β谷甾醇、胡萝卜苷、羽扇豆醇、单糖、多糖、氨基酸、蛋白质、微量元素、维生素P、正十六醇、胆碱、甜芳碱等。

性味归经： 味甘，性微温，入脾、肺经。

功效主治： 补气升阳，益卫固表，利水退肿，托疮生肌。主治肺脾气虚咳喘、中气下陷之内脏下垂、气虚自汗、气虚水肿尿少、气血虚所致疮疡难溃或溃久不敛、气血不足之贫血、气虚血滞之偏枯等症。

用法用量： 15～30克，水煎服，大剂量可用至30~60克。亦可入丸、散、膏剂。固表止汗，利水托疮用生黄芪；补气升阳用蜜炙黄芪。

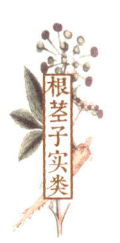

[成分功效]

黄芪能增强单核巨噬细胞的吞噬活性,在体细胞、自然杀伤细胞释放免疫活性物质,诱生干扰素、白细胞介素等方面表现出多种生理活性。黄芪可使细胞的生理代谢作用增强,促进各类血细胞的生成、发育及成熟过程,促进骨髓造血功能。黄芪煎剂可显著促进骨髓造血细胞的DNA合成,加快有核细胞分裂过程,明显提高小鼠血浆和组织内cAMP和cGMP的含量,促进蛋白质更新。黄芪对人及动物有利尿作用。对肾毒血清性肾炎大鼠,黄芪粉能显著减少尿中蛋白量,使肾脏病变减轻。黄芪还能增强体质和免疫功能,具有抗衰老、改善心脑及肝肾功能的作用。

[药用验方]

北芪炖鲈鱼:鲈鱼1条(重约500克),黄芪30克,料酒、精盐、葱段、姜片、生油、鸡精少许。制法:将黄芪浸润洗净切片。将鲈鱼去鳞、鳃、内脏,洗净,入油锅煎至金黄色,锅中注入适量水,加入鸡精少许,再加入黄芪、料酒、盐、葱、姜,旺火烧沸,撇去浮沫,改为小火炖至鱼肉熟烂,拣出黄芪即成。具有补气养血、健脾行水的作用。适用于脾虚食少、乏力、眩晕、心悸、健忘、面色无华,还用于慢性肝炎、胃及十二指肠溃疡、脱肛、子宫脱垂、胃下垂、慢性白细胞减少症、慢性支气管炎、脑血管意外、慢性风湿性关节炎、糖尿病及周围神经麻痹等症。

补虚正气粥(《圣济总录》):炙黄芪30克,人参3克,粳米50克,白糖适量。制法:先将人参、黄芪切成薄片,用冷水浸泡半小时,入砂锅煮沸,后改用小火煎成浓汁,取汁后,再加冷水如上法煎取二汁,去渣,将二次煎汁合并,分两份于每日早晚用粳米加水适量一起煮粥。粥成后,加白糖调味,稍煮即可。每日1剂,连服1周。本方具有益气固本的作用。适用于年老体弱、元气不足、面色白、身倦肢乏、动则自汗、易于感冒、大便溏薄等症。久服大补元气、延年益寿。

黄芪茶:生黄芪15克,大枣10枚。水煎代茶饮。本方具有增强体质,增强人体肌表的防御功能,提高预防外感性疾病能力的作用。适用于体质虚弱易患感冒的人,有较好的防治感冒作用。

黄芪补血饮:黄芪30克,当归10克,山慈菇10克,甘草5克。将上述药材一并放入砂锅内,文火煮沸约30分钟后去渣取汁备用。本方具有补益气血的作用。适用于肿瘤术后气血虚弱而头晕眼花、体乏无力等症。

补气升陷汤：黄芪 60 克，党参 15 克，当归 10 克，陈皮 10 克，升麻 10 克，白术 10 克，柴胡 10 克，葛根 15 克，枳壳 10 克，甘草 5 克。水煎服，每日 1 剂，连服 2~3 个月。本方具有补气升陷的功效。主治内脏下垂等症。

益气补血汤：黄芪 30 克，当归 15 克，党参 15 克，茯神 15 克，鸡血藤 30 克，生姜、大枣、炒白术、陈皮各 10 克，砂仁 3 克，炙甘草 6 克。水煎服，每日 1 剂，连服 1 个月。本方具有益气补血的功效。主治气血不足之贫血，症见面色苍白、乏力神疲、动辄心慌、头晕目眩等症。

补气止汗汤：黄芪 30 克，白术 15 克，防风 10 克，桂枝 10 克，杭芍 15 克，浮小麦 30 克，桑叶 20 克，生姜、大枣、甘草各 6 克。水煎服，每日 1 剂，连服 2 周。本方具有补气止汗的功效。主治气虚自汗等症。

益气清热汤：黄芪 30 克，龟版 15 克，青蒿 10 克，功劳叶 15 克，当归 10 克，甘草 6 克。先将黄芪、当归、龟版用沸水煎煮 30 分钟后，再放入青蒿、甘草、功劳叶煎 10 分钟，取药液 300 毫升分早中晚温服。本方具有补养气血、清虚热的功效。主治无明显原因的低热、功能性低热等症。

〔传说趣事〕

黄芪名称的缘由：相传古时有一位名老中医，名叫戴糁，擅长针灸，为民解除疾痛，受到老百姓的称赞。他为人厚道，待人谦和，一生乐于救助他人，后因救坠崖儿童而献身。老人形瘦，面黄肌瘦，人们以尊老之称而敬呼之"黄耆"。老人去世后，人们为纪念他，便将老人墓旁生长的一种味甜，具有补中益气、止汗、利水消肿、除毒生肌作用的草药称为"黄芪"。

黄芪的别名称"王孙"：唐代诗人王维在《山中送别》诗中的诗句曰："春草明年绿，王孙归不归？"这里的"王孙"并非指人，而是指一味中药——黄芪。

黄芪治遍身水肿医案：清·陆以湉《冷庐医话》记载一例医案，海宁许珊林治山阴王某患肿胀，自顶至足皆肿，气喘声嘶，大小便不通，危在旦夕。许大夫用黄芪四两，糯米一酒杯，煎一大碗，病人服完而喘平，小便大通，肿亦随消。继加祛湿平胃之品，调治两月后，独脚面有钱大一块肿胀不消。后来更换了医生，极力诋毁前面所用方法，改为迭进祛湿猛剂，竟使病人渐至危殆。许大夫仍以前方挽回，服用黄芪至数斤，最终使脚面之肿全消而愈。许大夫单用黄芪就治愈了王某的遍身水肿，正是因为黄芪具

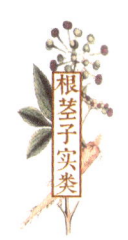

有利水消肿的作用。

黄芪治愈王太后中风案：《新唐书·许胤宗传》中记载：许胤宗在他初任新蔡王处兵参军之职时，有王太后患中风病，口噤不能讲话，脉象沉得几乎摸不到。许胤宗精于医道，认为太后所病为阳气虚，气血不能流通，由于已不能进汤药，就用黄芪、防风二味药煎出几十斛热汤，置于太后床下，以药之蒸气熏口鼻、皮肤。御医们如法使用，顿时满室药味弥漫，一昼夜许，王太后逐渐苏醒，能够言语，后来渐渐痊愈。这则故事则说明，黄芪治气虚血滞引起的中风半身不遂、肢体麻木，疗效显著。

专·家·提·醒

1. 黄芪味甘性温，宜于气虚阳微患者。若表实邪盛，湿毒内蕴，气机壅滞，痰食郁结，疮疡肿毒初起及其他阳证和实证，均不适宜用黄芪。

2. 黄芪适用于脾胃虚弱的食欲不振者，若因饮食过多而引起食积证的食欲不振者不宜用黄芪。

3. 注意生黄芪与炙黄芪的区别应用。生黄芪多用于固表、托疮、利水；蜜炙黄芪多用于补中益气。

4. 黄芪中含糖类及淀粉类较多，应注意防潮、防蛀、防霉，应放置于阴凉干燥处保存。

丹 参
——活血化瘀

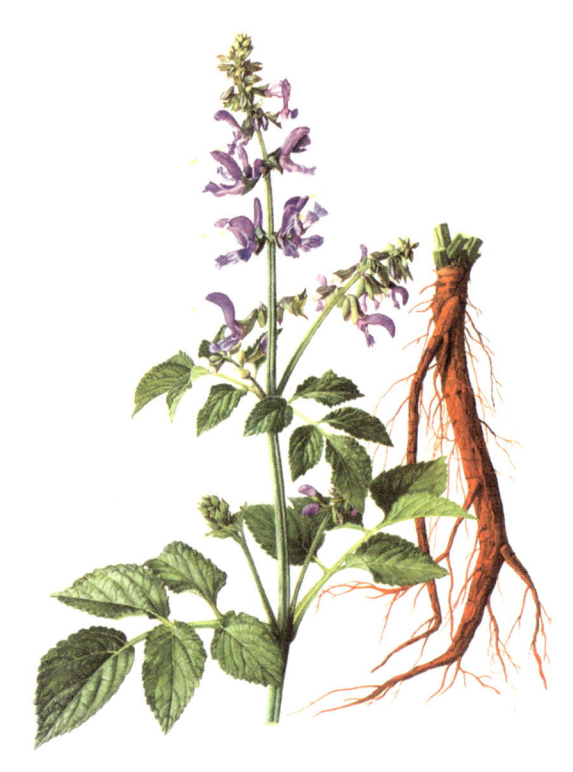

- **主要成分：** 丹参酮甲、丹参酮乙、丹参酮丙、隐丹参酮、异丹参酮、丹参新酮、丹参醇、丹参素、原儿茶醛、维生素E等成分。
- **性味归经：** 丹参味苦性微寒。归心、心包、肝经。
- **功效主治：** 活血祛瘀，凉血消痈，养血安神的功效。主治痛经、闭经、腹部肿块、烦热不安、痈肿疮毒等症。适用于冠心病心绞痛、脑血管疾病、高血压病、血栓性疾病、月经不调及各种瘀血阻滞证。
- **用法用量：** 丹参治疗用量10～30克，保健用量5～10克。酒炒可增强活血作用。

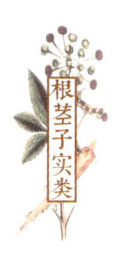

[成分功效]

丹参含丹参酮甲、丹参酮乙、丹参酮丙、隐丹参酮、异丹参酮、丹参新酮、丹参醇、丹参素、原儿茶醛、维生素 E 等成分。现代医学研究证实，丹参所含的化学成分主要分为脂溶性和水溶性两大类。丹参的脂溶性成分包括丹参酮类、丹参醌类、丹参酯类；水溶性成分包括丹参有机酸类、丹参醛类及维生素等。

实验研究表明，丹参能扩张冠状动脉，增加冠脉血流量，对心肌缺血有明显的保护作用，有益于冠心病心绞痛的防治。临床应用复方丹参注射液治疗冠心病心绞痛患者有较好疗效。丹参能够改善机体的微循环，降低血液的黏度，减少血小板聚集。丹参在体外对葡萄球菌、霍乱弧菌、结核杆菌、大肠杆菌、变形杆菌、伤寒杆菌、福氏痢疾杆菌均有抑制作用。

[食用方法]

丹参茶：丹参 10 克，用开水浸泡，代茶饮。本方具有活血化瘀的作用。适用于冠心病轻度胸闷、气短、心前区不适等症。

[药用验方]

1. **丹参通络汤**：丹参 30 克，川芎 10 克，黄芪 20 克，三七 5 克，水蛭 5 克。水煎分早中晚温服。本方具有有活血化瘀、补气通络的功效。主治脑血栓中风及中风后遗症。

2. **丹参饮（《医宗金鉴》）**：丹参 30 克，檀香 3 克，砂仁 3 克，水煎服。本方具有活血化瘀、理气止痛的功效。主治血瘀气滞所致的心腹、胃脘疼痛等症。

[传说趣事]

一味丹参，功同四物：《本草汇言》称丹参一物而有四物之功，补血生血功过归、地，调血敛血力堪芍药，逐瘀生新，性倍芎……，意思是说丹参一味药即有由当归、川芎、熟地、白芍组成的四物汤的功效，虽然有些言过其实，也说明了该药有较好的活血补血功效。现代研究证实，丹参能扩张冠状动脉，预防血栓形成，抗氧化，调节血脂，适用于冠心病心绞痛、脑血管疾病、高血压病、血栓性疾病、月经不调及各种瘀血阻滞证。

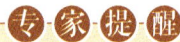

1. 丹参不能与藜芦同用。

2. 有文献报道，应用丹参制剂（如丹参注射液）出现皮肤瘙痒、心悸、心律失常、腹胀、腹痛等不良反应，应及时停药。

3. 丹参应放置干燥通风处。

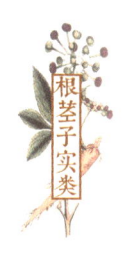

白 术
——健脾燥湿

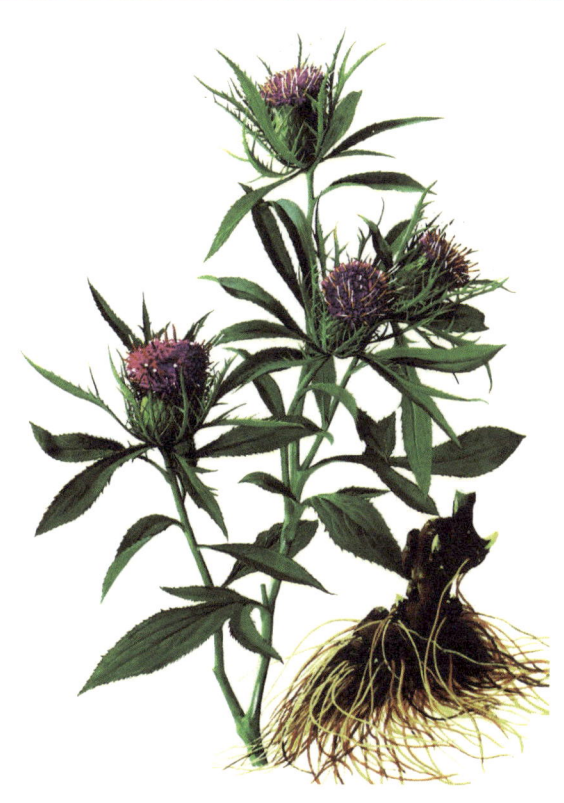

主要成分：苍术酮、苍术醇、白术内酯A、B，3p乙酰氧基苍术酮、3e羟基苍术酮、芹烷二烯酮，此外尚含倍半萜化合物。

性味归经：味苦、甘、性温，入脾、胃经。

功效主治：健脾益气，燥湿利水，止汗安胎。主治脾胃虚弱之胃脘疼痛，食少便溏、痰饮水肿、表虚自汗、老年性糖尿病及高凝血状态、妊娠胎动不安等症。

用法用量：白术水煎服用6～12克，也可入丸、散、膏剂。燥湿利水宜生用；补气健脾宜炒用。

[成分功效]

研究证明,白术有调节胃肠蠕动、增加体重和肌力的作用,还有降糖、抗凝血、利尿、保肝、抗菌、抗肿瘤等作用,实为老年人保健强身之要药。白术煎剂能增加小鼠体重,增强其游泳耐力,能从多个环节增强小鼠免疫系统功能。白术煎剂和流浸膏能抑制动物肾小管重吸收,产生明显而持久的利尿作用。白术煎剂对大鼠及家兔有降血糖作用,对血小板聚集有明显的抑制作用,能显著延长大鼠及人凝血酶原的时间,有血管扩张作用,对心脏有抑制作用,剂量过大可致心脏停搏。白术挥发油中的中性油对食管癌细胞有明显的抑制作用。白术挥发油对艾氏腹水癌有显著抑制作用。白术油能抑制肠管的自发运动,对乙酰胆碱、二氯化钡所致家兔离体小肠强直性收缩有明显的拮抗作用。白术提取物对动物水束缚应激性溃疡有显著的抑制作用。

[食用方法]

白术莲子粥:白术 15 克,莲子 10 克,大枣 10 克,粳米 60 克,加水煮粥常服。本方具有健脾开胃、益气养血的作用。适用于老年人脾胃亏虚、食欲不振、大便稀溏等症。

[药用验方]

白术止泻汤:炒白术 20 克,鸡内金 10 克,山楂 10 克,陈皮 10 克,水煎服。该方具有健脾止泻的功效。主治脾虚泄泻、大便日行 3~4 次、腹鸣腹痛等症。

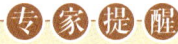

白术性温偏燥,内热盛、阴虚津亏者不宜食用。

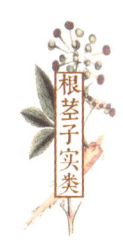

枸杞子

——滋补肝肾
附：地骨皮

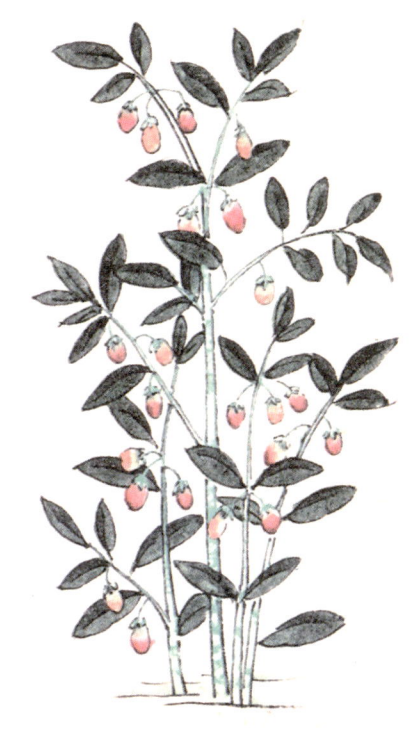

主要成分：甜菜碱、酸浆红素、茛菪碱、玉蜀黍黄素、β谷甾醇、亚油酸、多种氨基酸、维生素、胡萝卜素、糖类、脂肪及无机元素。

性味归经：味甘，性平，入肝、肾经。

功效主治：滋补肝肾，益精明目。主治肝肾阴虚和精血不足所致的头昏目眩、视物不清、腰膝酸软、阳痿遗精、消渴、消瘦等症。

用法用量：治疗用量一日5~15克，保健用量一日3~6克。水煎服，亦可入丸散膏剂或浸酒饮用。食疗可用至30克。

[成分功效]

现代研究证明，枸杞子对免疫功能有促进与调节作用。枸杞子中的甜菜碱可对抗四氯化碳引起的大鼠肝中磷脂、总胆固醇含量的降低，可升高血及肝中磷脂水平，具有保肝作用。枸杞子还具有降血糖、降压、抗疲劳、耐缺氧、抗肿瘤等作用。

[药用验方]

枸杞子炖乌龟：乌龟1只（约500克），枸杞子30克。精盐、料酒、味精、香油各适量。制法：先将乌龟用开水烫过，使其排尽尿，洗一洗，斩去头、足，除去内脏，过清水反复洗净，然后将乌龟肉斩成小块；枸杞子洗净，再将炖盅刷洗净，把龟肉、枸杞子一同放入炖盅内，加适量开水，倒入料酒，炖盅加盖，小火隔水炖3～4小时，加入精盐、味精调味，淋上香油即成。特点：龟肉酥烂，汤汁黏稠。本方具有填精益髓，补气养血的作用。适用于肿瘤病人放疗化疗后出现的体乏无力、头晕眼花、口干舌燥、腰酸腿软等症。

枸杞山药粥：枸杞子30克，山药30克，粳米60克，共入锅煮粥常服。本方具有健脾补肾的作用。适用于头昏耳鸣、腰膝酸软、食欲不振等症。

[传说趣事]

延年益寿枸杞子：枸杞子在远古时代就被视为灵物。《神农本草经》将枸杞子列为上品，谓"久服（枸杞子）坚筋骨，轻身不老，耐寒暑"；宋代有"服用枸杞长生不老"之说。我国从汉代起就把枸杞子当作保健强身、延年益寿的名贵中药材，至今已有2000多年历史。唐代诗人刘禹锡曾有诗赞枸杞："僧房药树依寒井，井有清泉药有灵。枝繁本是仙人杖，根老能成瑞犬形。上品功能甘露味，还知一勺可延龄。"诗中"根老能成瑞犬形"是说相传枸杞的根，年代久了，能变为犬的形状，吃了可以成仙，称为"瑞犬"。这当然是传说，但枸杞的老根，长得古拙盘曲可爱，倒是事实。因此，枸杞根也是中国园艺家爱收藏的盆栽。

"姑娘打老翁"的传说：相传，古时有一位朝廷官人在路上看到一个十五六岁的姑娘追打一位八九十岁的白发老翁，而老翁甘愿挨打不还手。官人觉得很奇怪，就质问那个女孩为什么要打老人。"女孩"回答说："我打的是我的曾孙！"原来，"女孩"实际年龄已372岁，是吃了一种药后才长得像小姑娘一样，而那个白发老翁因为不吃

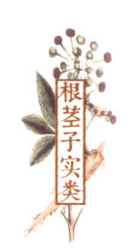

这种药,以致年纪轻轻就变得老态龙钟,牙也掉了,路也走不动。官人听了大吃一惊,忙问"女孩"吃的是什么仙药。那"女孩"说不是仙药而是中药,这种中药有5个名字,春天叫"天精",夏天叫"枸杞",秋天叫"地骨",冬天叫"仙人杖",还有一个别名叫"西王母杖"。这种中药甘平无毒,久服可坚筋骨、轻身不老,它就是枸杞子。

专家提醒

1. 枸杞子滋润,有外邪实热及脾虚泄泻者忌服。
2. 枸杞子在夏季极易变色变质,发霉生虫,因此要密闭保存,防闷热、防潮、防蛀,宜放置阴凉干燥处。

地骨皮

枸杞根入药名为地骨皮,地骨皮入药始载于《神农本草经》,列为上品。地骨皮味甘淡性寒,入肺、肝、肾经。具有凉血退蒸、清泻肺火的功效。主治低热、肺热咳嗽、咯血等症。地骨皮含有甜菜碱、桂皮酸、蜂花酸、亚油酸、β谷甾醇等成分。据药理研究,地骨皮不但有降血压、降血糖、降血脂、解热的作用,还可抗菌、抗病毒。

山药

——补脾益阴

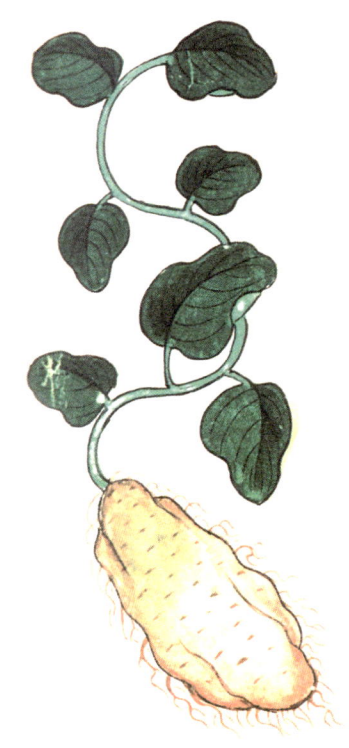

主要成分：淀粉、皂苷、糖类、蛋白质、醇类物质、胆碱、糖蛋白、淀粉酶、多酚氧化酶、甘露聚糖、植物酸、多巴胺、山药素、多种维生素及微量元素等。

性味归经：味甘，性平，入脾、肺、肾经。

功效主治：补脾益胃，益气养阴，补肾涩精。主治腰膝酸软、头晕目眩、遗精早泄、小便频数或遗尿等症。

用法用量：治疗用量15~30克/日，保健用量10~20克/日，鲜山药食用量300~500克/日。

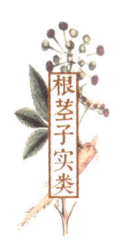

[成分功效]

药理研究表明：山药可以降低血糖，增强耐缺氧能力，提高抗氧化酶活性，并对自由基有清除作用。山药可以抑制突变细胞的产生，并抑制肿瘤细胞的增殖，还能够减少抗肿瘤药物的毒性反应。山药的提取物可提高淋巴细胞的转化率，增加T细胞的数量，增强白细胞的吞噬能力，促进干扰素的生成，增强免疫功能，减少抗化疗药物对免疫功能的损害。

[美味食单]

拔丝山药：山药500克，花生油500克（实耗约50克），白糖100克，淀粉25克。制法：选粗细一致的山药，刮去外皮，洗净，切成滚刀块，撒入淀粉拌匀。锅架火上，放油烧至八成热，下入山药块速炸一下，改用中火炸4～5分钟，炸至外表硬结、内部酥熟（不能有硬心），再改用旺火炸约1分多钟，炸至香脆盛起。另起一锅，加少许油烧至五成热，放入白糖不停煸炒，待糖化开成为糖浆时改用中小火继续炒至糖浆变为嫩黄色、泡多而大时，将锅端离火口，再炒，待泡已变小、产生黏性（即能拔丝）、色转深黄时，急速将山药块下入，颠翻，见糖浆均匀地粘满每块山药、外皮明亮，即可装入抹好油的盘内，吃时外带一碗凉白开水，边蘸边吃。本品具有健脾开胃的作用。适用于不思饮食等症。

蜜汁山药：蒸熟山药500克，花生油500克（实耗约40克），蜂蜜100克，糖桂花3克，淀粉60克。制法：将蒸熟山药剥去外皮，压碎成泥，放入碗内，加淀粉拌匀，揉搓做成葡萄大小的小山药球；锅架火上，放油烧至七成热，将山药球下入，用手勺推开，改用中火浸炸3～5分钟，炸至酥熟呈金黄色，捞出控油；原锅留少许底油，放蜂蜜加入适量清水，小火烧熬5～10分钟，不断搅拌，见糖汁起泡发黏，加糖桂花，继续熬至糖汁稠稀适度（用勺舀起，倒下，流速缓慢为准），浇在山药上即可。本品口感酥嫩、肥糯、香甜，具有健脾润肺的作用。适用于食欲不振、干咳、便少等症。

山药羊肉汤：羊肉500克，鲜山药100克，料酒10克，生姜、葱白各25克，胡椒粉、精盐、味精各适量。制法：将羊肉剔去筋膜，洗净，略划几刀，再入沸水锅内焯去血水（大约5分钟），将羊肉捞出。葱、姜洗净拍碎，备用。鲜山药用清水洗净，去皮后切成斜片，与羊肉一起置于砂锅中煮熟吃。本品具有温中补脾的作用。适用于胃部冷痛、不思饮食等症。

淮山龙眼炖甲鱼：淮山药100克，龙眼肉30克，甲鱼1只（500克），料酒、精盐、葱段、姜片、鸡汤适量。制法：先用热水烫甲鱼，使其排尿后切开洗净去肠脏，然后将甲鱼肉与壳一起连同淮山、桂圆肉、料酒、葱、姜一起放入炖盅内，注入鸡汤适量，隔水炖熟，放盐调味即可食用。本品具有补脾胃、益心肺、滋肝肾的作用。适用于肺结核低热、痰中带血、脾肺两虚的慢性咳嗽，病后体虚，食欲不振，贫血，动脉硬化，肝硬化及慢性肝炎。健康人常食能美颜色，润肌肤，延年益寿。

炒五彩山药丝：山药250克，水发香菇30克，去壳冬笋30克，鲜红辣椒10克，去皮莴笋60克。调料：花生油500克（实耗约50克），盐3克，醋5克，姜丝10克，白糖10克，料酒10克，湿淀粉20克，胡椒粉1.5克，香油10克，鲜汤少许。制法：将山药削皮，洗净，切成长4厘米、粗0.3厘米的细丝，放入盆内，加盐、湿淀粉和少量水，抓匀上浆；香菇（去蒂）、鲜红辣椒（去蒂和籽）、莴笋、冬笋分别洗净，均切成长3厘米左右的细丝。锅架火上，放花生油烧至五六成热，将浆好的山药丝分散下锅，用铁筷子划开，防止粘连，滑2～3分钟、八成熟时，捞出控油；原锅留适量底油，烧至七成热，下红辣椒丝、莴笋丝、香菇丝、冬笋丝、姜丝同炒几下，炒匀炒透后放入盐、白糖、料酒和少量鲜汤，烧开即点醋，放入山药丝拌匀，用湿淀粉勾芡，淋入香油，撒上胡椒粉，颠翻均匀即可。这道菜具有健脾补虚的作用。适用于食欲不振、体乏无力、腰背酸软等症。

山药粥：鲜山药100克去皮洗净，粳米60克洗净。先将粳米放入锅中加适量水煮八成熟，再将山药捣成泥状加入，一起煮成粥，加适量白糖调味，每天2次温食。该粥具有健脾化湿止泻的功效。适用于湿热并重腹泻。

[药用验方]

山药健脾汤：淮山药30克，党参10克，白术10克，煨葛根15克，茯苓15克，银花10克，炙甘草6克，水煎服。可健脾止泻。主治食欲不振、大便稀溏、肠鸣腹胀等症。

山药补肺饮：淮山药15克，党参10克，茯苓10克，百合10克，杏仁10克，炙甘草6克，水煎服。本方具有健脾补肺的功效。主治食欲不振、咳嗽气短等症。

山药消渴饮：生黄芪20克，太子参15克，天花粉15克，麦冬15克，生地15克，玉竹15克，水煎服。本方具有健脾生津的功效。适用于糖尿病体乏无力、口干舌燥等症。

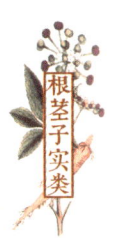

[**传说趣事**]

山药粥长寿：用山药煮粥，自古就是食养佳品。南宋大诗人陆游享年86岁，他的长寿就得益于经常服食山药粥。明代医学家李时珍说用山药煮粥，能补肾精、固肠胃、益身心。我国最早的中药学著作《神农本草经》记载山药有"主伤中，补虚，除寒热邪气，补中益气力，长肌肉，久服耳目聪明，轻身不饥延年"的功效。山药既是滋补食品又是补气健脾的中药，为药食两用之品，在我国卫生部公布的药食两用的品种名单中榜上有名。山药药性平和，不寒不热，既能补气，又可滋阴。本方具有补而不滞、滋而不腻的特点，特别适合于体质虚弱的中老年人。

山药名称的由来：山药原名叫薯蓣，《神农本草经》就称薯蓣。为何又改名山药呢？这是因为，唐代有个皇帝名李豫，"蓣"与"豫"同音，在封建时代就侵犯了至高无上的帝王名讳，只好改"蓣"为"药"，改称"薯药"。到了宋朝，有位皇帝名赵曙，这"薯"字又犯御讳，为了避讳，只得又把"薯"字改成山字。从此以后，"薯蓣"就改名"山药"。

山药代粮的故事：据《湘中记》记载：永和初年，有一采药人来到衡山，因迷路绕远道而粮尽，只好坐在一山崖下休息。忽然遇见一位白发老翁，看上去好像只有四五十岁那么年轻，对着石壁作书。采药人向老翁说明因粮断饥饿无力无法赶路的情况，老翁便把随身带的食物给采药人吃，并给采药人指点出山的道路。采药人经六天才到家，还不知饥，这种食物便是薯蓣。由此可知薯蓣不仅可健脾养胃，还可代粮的神奇功效。

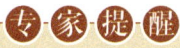

山药养阴，湿盛中满有食积者不宜吃。

茯 苓
——健脾渗湿
附：茯苓皮

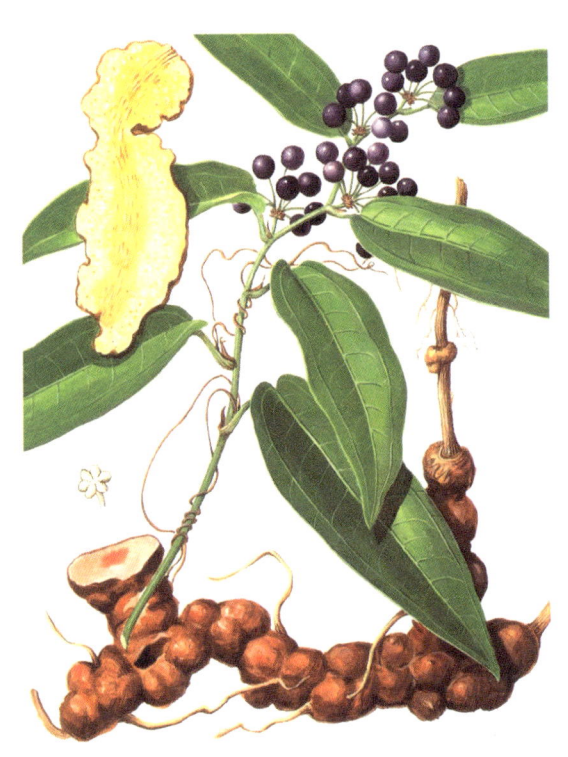

主要成分：茯苓多糖、茯苓酸、乙酰茯苓酸、蛋白质、脂肪、卵磷脂、胆碱、麦角甾醇、组氨酸、腺嘌呤、三萜类、多种酶及微量元素等。

性味归经：味甘、淡，性平，入心、肺、脾、肾经。

功效主治：利水渗湿，健脾宁心。主治肾炎水肿、肾炎尿毒症、心脏性水肿、营养不良性水肿、慢性支气管炎、结核性胸膜炎、肝硬化腹水、宫颈炎及附件炎等症。

用法用量：10～15克，水煎服，或入汤、丸、散剂，亦可制成茯苓食品。

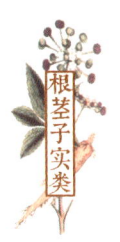

[成分功效]

茯苓的有效成分主要为茯苓多糖,约占菌核干重的93%。现代医学研究证实,茯苓多糖具有增强免疫功能的作用,能够增强腹腔巨噬细胞的吞噬功能,增加酸性非特异性酯酶阳性淋巴细胞的数量和脾脏抗体分泌细胞的数量,增强T淋巴细胞的功能,并能促进白细胞介素2的产生。茯苓多糖有明显的抗肿瘤作用,既有直接的抑瘤作用,又可通过增强免疫功能来间接地抑制肿瘤。肺癌患者服用茯苓多糖后可以明显改善临床症状,并能提高多项免疫指标,特别是对细胞免疫功能有很强的促进作用。羧甲基茯苓多糖还有免疫调节、保护肝降酶、间接抗病毒、诱生和促诱生干扰素、减轻放射副反应、诱生和促诱生白细胞调节素等多种生理活性,无不良毒副作用。茯苓煎剂在体外对金黄色葡萄球菌、结核杆菌和变形杆菌等均有抑制作用。其醇提取物对钩端螺旋体有杀灭作用。

[美味食单]

牛奶茯苓糊: 茯苓粉5克,牛奶100毫升。先将牛奶煮沸后用牛奶冲服茯苓粉,调匀即可。本方具有补气健脾的作用。适用于老年、儿童及身体虚弱者。

茯苓莲子粥: 茯苓粉50克,莲子10克,大枣10枚,大米100克。以上四味洗净入锅加水,同煮成粥食用。本方具有健脾渗湿的作用。适用于老年体弱而大便稀溏者。

茯苓馒头: 茯苓粉100克,山药粉50克,面粉350克,白糖适量。将三种粉及白糖混合均匀,发酵后蒸馒头食用。本品可健脾益胃。适用于食欲不振、消化不良者。

茯苓山药饼: 茯苓粉100克,山药粉100克,莲子粉50克,芡实粉50克,面粉500克,白糖适量,蜂蜜适量。将诸粉混合均匀,加入白糖和蜂蜜,加适量水做面饼放入烤箱中烘熟食用。本品可益气健脾、补虚强壮。适用于病后体虚者。

清宫八仙糕: 茯苓50克,百合25克,扁豆50克,莲子25克,薏米50克,山药50克,芡实50克,大米粉700克,糯米粉200克,蜂蜜100克,白糖120克。将前六味药研成细粉,与大米粉及糯米粉混合均匀,加入白糖、蜂蜜,加水适量搅拌均匀后蒸熟,切成条状或块状在烤箱中烘烤至熟食用。本品可健脾益气、养颜美容。适用于面色萎黄、食欲不振、大便稀溏、体乏无力等症。

[药用验方]

健脾安神汤: 茯苓10克,茯神10克,龙眼肉10克,酸枣仁3克(打碎),大枣

10枚。将诸药用水煎煮2次，每次半小时，取药液300毫升，早晚服用。本方健脾养血、补心安神。适用于食欲不振、眠少梦多等症。

益气养胃汤：茯苓15克，太子参10克，生晒参5克，鸡内金10克，大枣5枚。将诸药用水煎煮1小时后滤取药液300毫升，分早晚温服。本方可益气健脾、养胃补虚。主治食欲不振、大便稀溏、体乏无力等症。

金菊茯苓膏：茯苓30克，枸杞30克，生地30克，北茵陈20克，金银花20克，甘菊花20克，阿胶30克，蜂蜜500克。制法：将药材置锅内，加水3000毫升，烧开后以小火熬至500毫升，过滤取出药汁，再倒入阿胶烊化，加蜂蜜拌匀即可。早晚用开水调服30毫升。本方具有益气养阴、养颜美容、清热解毒的功效。主治疲乏无力、面色萎黄、口舌生疮等症。适合熬夜或因工作忙碌容易上火、火气大者食用。

茯苓膏：白茯苓500克，白蜜5000克。制法：将白茯苓去黑皮，研为细末，用水漂去浮者，取下沉者，滤去水，晒干，复研为细末，再漂再晒，反复3次，再研为细末，拌白蜜，和匀，熬膏收贮。每次服10克，每日2次，以白开水送下。茯苓膏具有健脾渗湿的功效。主治老年性浮肿、肥胖症，以及癌症辅助治疗。

〔传说趣事〕

柳宗元受骗话茯苓：《柳宗元集》记载：唐代文学家、思想家柳宗元（公元773～819年）有一天突然患病，脘腹部胀闷不舒、心慌。医生诊完后开了茯苓。柳宗元买了药，回家煎煮好服下。药后病情不但没有减轻，反而更加严重了。柳宗元派人把医生叫来告诉他服药无效并加重的情况，并质问其原因。医生听后要求看一下药渣，看完药渣后说："您煮的是芋头，不是中药茯苓，一定是卖药的人为了赚钱用假的来欺骗您。"于是柳宗元专门撰文《辨茯苓文并序》，辨别茯苓真伪，申明茯苓的功效，警告世人，避免上当。

茯苓为仙家食品：茯苓有强身祛病、延年耐老、润泽肌肤的作用。传说康熙皇帝幼年体弱多病，老中医巧制糕点茯苓饼，既好吃又健体，深得康熙的喜爱，天天食用。日久康熙面色红润，身体强壮，享年69岁。茯苓药性平和，既能健脾渗湿，又可扶正祛邪，有补而不峻、利而不猛的特点，且无明显的毒副作用。适宜长期服用。老年人多有脾虚，适量地服用茯苓有利于中老年人健康长寿。

药食两用，滋补珍品：明清时代对茯苓的抗衰老作用十分推崇，云、贵、川等地

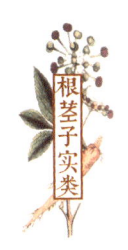

方官员进贡皇室必定有茯苓若干担。慈禧太后喜用茯苓做成糕点食品和饮料服用，以求保持皮肤洁白细腻。现在食品工业亦将茯苓制成茯苓酥、茯苓糕、茯苓饼、茯苓酒等茯苓食品，是深受大众欢迎的保健食品。著名特产如北京的茯苓夹饼、云南的高级饮料去渣茶精（茯苓、薏米、山楂、赤小豆、灯芯等）等均颇负盛名。在湿度较大的地区和场所，茯苓可作为重要的食疗品种。有的国家把茯苓作为海军常用药物及滋补品的原料。

专·家·提·醒

1. 虚寒滑精或气虚下陷者慎服。
2. 利水渗湿药应用不当，容易耗伤阴液，阴虚津伤者应慎用。
3. 应放置阴凉干燥处，以防潮防蛀。

茯苓皮

茯苓皮为茯苓菌核的黑色外皮，性味同茯苓，功能利水消肿，多用于水肿，常与生姜皮、桑白皮、陈皮、大腹皮同用，即五皮散。茯苓皮以外皮黑褐色、内面灰白色、体软质松、略具弹性者为佳。用量10~15克。

当 归
——补血活血

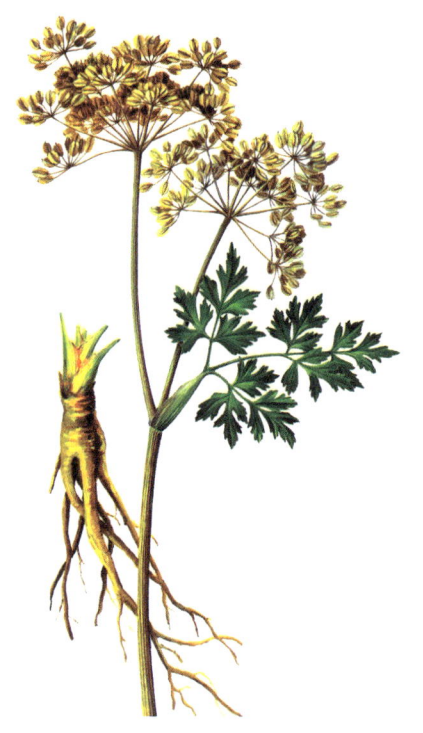

主要成分：挥发油（油中含29种成分，其中主要为藁本内酯和正丁烯呋内酯）、脂肪油、叶酸、生物素、维生素A类物质、维生素B_{12}、维生素E、阿魏酸、丁二酸、腺嘌呤等成分，并含有23种金属元素。

性味归经：味甘、辛，性温，入心、肝、脾经。

功效主治：补血活血，调经止痛，润肠通便。主治血虚萎黄、眩晕心悸、虚寒腹痛、瘀血作痛、肢体麻木、跌打损伤及血虚肠燥便秘等。

用法用量：水煎服，5～10克。生用或酒炒用。

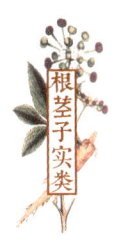

[成分功效]

当归不仅能够增强机体的造血功能,刺激造血干细胞的增殖,增加血液中的红细胞数量和血红蛋白含量,还能够增加心脏冠状动脉血流量,降低心肌耗氧量,保护心肌细胞和纠正心律失常。

[药用验方]

当归生姜羊肉汤(《金匮要略》):当归90克,羊肉500克,生姜150克。制法:先将羊肉入沸水锅氽去血水,捞出切条,置于砂锅内加清水,放入当归、生姜,炖至烂熟,食肉饮汤。本方具有温经补血的作用。适用于产后虚脱、腹中寒疝等症。

当归补血汤(《内外伤辨惑论》):黄芪一两(30克),当归二钱(6克)酒洗,水煎服(早、午、晚空腹时服)。具有补气生血的功效。主治产后血虚发热头痛或疮疡溃后久不愈合者。

[传说趣事]

当归药名的由来:相传,甘肃秦州有个诚实勇敢的青年叫李缘,他与老母亲及爱妻相依为命,务农度日。一天,李缘听人说:高山峻岭里,遍地是药材,但进山危险,无人敢去。李缘决定单身进山采药。行前与母亲、妻子相约:"若三年不归,定死山中,爱妻可另嫁他人。"李缘一去三年,杳无音信。妻子整天忧伤,不思饮食,血虚气亏,面色苍白,身体消瘦,衣带渐宽。老母亲见三年已过,儿子未归,生活无着,只好劝儿媳改嫁。谁知李妻刚改嫁,李缘却采药归来。李缘闻妻已改嫁,痛苦万分。两人相见,抱头痛哭。李缘将一筐历经千辛万苦采集的草药赠给前妻,掩面而去。李缘前妻每每思念李缘时,就取筐中草药生啖,不料病体逐渐康复,面色渐见红润。后人根据唐诗"正当归时而未归",将此药材取名为"当归"。

关于当归的命名还有多种说法,归纳总结有三:一是与功能有关,因为"能使气血各有所归,当归之名必因此出也";二是与产地有关,因为产在当州的"蕲"为道地药材(《本草纲目》有"蕲即古芹字。郭璞注云:当归也,似芹而粗大"。),"蕲"和"归"音韵相通,因此名当归,这与现今称当归为"秦归"、"西归"、"岷归"之意相同;三是与以药寄情相关,如李时珍《本草纲目》中所说:"古人娶妻为嗣续也,当归调血,为女人要药,有思夫之意,故有当归之名。正如唐诗'胡麻好种无人种,正是归时又不归'之旨相同。"

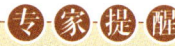

1. 大便溏泻者不宜食用当归。
2. 孕妇禁食用当归。

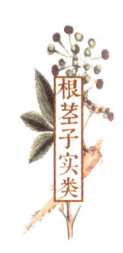

何首乌
——乌须黑发

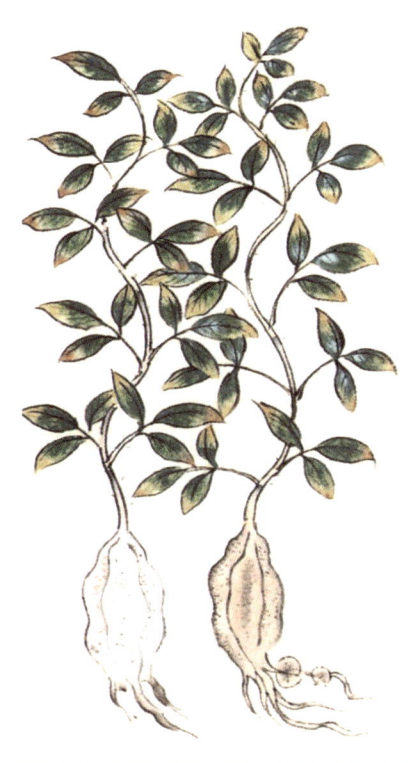

主要成分：大黄素、大黄酚、大黄酸、大黄酚蒽酮、大黄素甲醚等。含磷脂类、氨基酸、微量元素、脂肪、鞣质、水溶性硅、二苯乙烯类化合物等成分。
性味归经：味甘苦涩、性温，入肝、心、肾经。
功效主治：补益肝肾、填精益髓、祛风解毒。生首乌功能解毒、消痈、润肠通便，用于瘰疬疮痈、风疹瘙痒、肠燥便秘、高脂血症；制首乌补肝肾、益精血、乌须发、强筋骨，用于血虚萎黄、眩晕耳鸣、须发早白、腰膝酸软、肢体麻木、崩漏带下、久疟体虚、高脂血症。
用法用量：6～15克煎服，亦可入丸散或熬膏浸酒用。亦可用生者外洗，外用适量

〔成分功效〕

现代药理研究：何首乌可延缓动脉粥样硬化发展，降低血浆总胆固醇、甘油三酯和β脂蛋白，降低主动脉中胆固醇含量及肝中甘油三酯含量。何首乌可延长老年鹌鹑及果蝇寿命，提高年老鼠SOD活性，抑制大、小鼠离体脑内单胺氧化酶B的活性。以何首乌为主药的复方水提醇沉液可显著抑制老年小鼠血、脑、心脏脂质过氧化物的生成，具有抗衰老作用。何首乌可延缓小鼠胸腺退化与萎缩，对抗免疫抑制剂对其造成的减重，促进小鼠T、B淋巴细胞免疫功能，具有调节免疫的作用。实验证明：何首乌可降低血清胆固醇、减缓动脉硬化并促进肠蠕动的功效，有缓泻作用。

〔美味食单〕

何首乌鲤鱼汤：鲤鱼500克，何首乌30克，生姜10克，胡椒粉、精盐、料酒、味精各适量。制法：鲤鱼除去苦胆，去肠，不用刮鳞，切成段；何首乌加水适量，小火熬1小时，去渣留汁备用。锅内加水3碗，放入鱼，大火煮沸，下料酒、姜、盐，小火炖2小时左右，加入何首乌汁煮沸，撒入胡椒粉、味精调味食用。本汤具有强精壮体、补肝益肾、利水消肿的作用。适用于头发早白、腰膝痿软、肢体麻木、高脂血症等症。

首乌海参瘦肉汤：何首乌3克，水发海参100克，瘦肉100克，生姜3片，调味料适量。制法：何首乌、红枣洗净，水发海参出水、切成块，瘦肉切片、出水；将全部材料放入瓦煲内，加水煮约2小时，调味即可。本方具有益肾、固精、润肠的作用。适用于腰酸腿软、阳痿早泄等病症。

首乌粥：制首乌30克，黑芝麻10克，粳米100克，白糖适量。将首乌、黑芝麻、粳米一并放入砂锅内，武火煮沸后改用文火煮粥即可，分次食完。本品具有滋补肝肾、乌须黑发的作用。适用于腰酸腿软、头发早白等症。

〔药用验方〕

首乌补肾汤：制首乌15克，配熟地黄、黄精、黑芝麻、桑葚子各15克，当归10克，白芍、女贞子、旱莲草各12克，水煎服每日1剂，连服1~2个月。本方具有滋补肝肾、补益气血的功效。主治心悸气短、头晕眼花、腰酸腿软、面色苍白等症。

首乌降脂茶：首乌30克，生山楂、草决明各10克，水煎代茶饮，每日1剂，连服1~2个月。本方具有补气降浊的功效，主治高脂血症。

首乌润便汤：生首乌30克，当归15克，郁李仁15克，火麻仁15克，生白术30克，

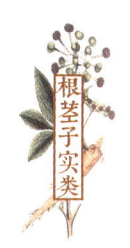

枳实10克，紫苑10克。水煎服，每日1剂，连服1~2周。本方具有健脾润肠的功效。主治血虚肠燥便秘者。

养血止痒汤：生首乌30克，当归15克，苦参10克，白鲜皮15克，防风10克，水煎服，连用1~2周。本方具有养血止痒的作用。主治湿疹、皮肤瘙痒等症。

首乌丸（《中华人民共和国药典》）处方：制何首乌360克，地黄20克，牛膝（酒制）40克，桑葚182克，女贞子（酒制）40克，墨旱莲235克，桑叶（制）40克，黑芝麻16克，菟丝子（酒蒸）80克，金樱子259克，补骨脂（盐炒）40克，豨莶草（制）80克，金银花（制）20克。本方具有补肝肾、强筋骨、乌须发的功效。主治肝肾两虚、头晕目花、耳鸣、腰酸肢麻、须发早白、高脂血症。用法用量：口服，1次6克，1日2次。

〔传说趣事〕

何首乌命名的传说：宋代《本草图经》中的《何首乌录》记载：在唐代元和年间，顺州南河县有一个人叫何田儿，自幼体弱多病，家境贫寒，直到58岁尚未娶妻成家，因喜欢道家学说便跟随师父入山学道。一日因酒醉不能归家，醉卧于山野中。半夜酒醒，见月明星稀，周围的景物看得一清二楚，身旁不远处有藤状植物两株，只见那两条蔓藤慢慢靠近，相交而拥抱，久久始解，解后又交，如此反复多次。何田儿惊诧异常，待到天明时便将其根挖出带回家中，问遍左邻右舍，没有人认识这种植物。有一日，来了位须发飘逸的山中老者，对何田儿说："你连个儿子都没有，这怪藤恐怕是神仙送给你的仙药，你何不服用试试？"于是，何田儿将其根捣为细末，用酒送服，数月之后身体强健，便娶妻生子。何田儿改名为何能嗣，活到160岁。何能嗣的儿子名何延秀活到130岁，孙子名何首乌，130岁时尚身体康健，须发犹黑。三代人皆因服此物而长寿，便将这种植物命名为何首乌。后来这种药就被人们称为何首乌。

专家提醒

1. 湿痰壅盛，肠滑便泄者忌用生首乌。
2. 何首乌经炮制以后，滋补作用加强，适合于肝肾不足的老年人使用，但兼有收敛功效，湿痰重者不宜用制首乌。
3. 何首乌不宜与动物血制品、无鳞鱼及葱、蒜、萝卜等同时服用。
4. 何首乌含有鞣质类物质，遇铁易产生变化，煎药忌用铁器。
5. 近年来有服用何首乌出现过敏反应、上消化道出血、肝脏损伤等报道，服用时应提高警惕，如有上述情况发生应及时停服，并请医生进行诊断和治疗。
6. 何首乌宜放置通风干燥处，防蛀。
7. 何首乌分生首乌和制首乌。补肝肾、益精血、乌须黑发用制首乌，补精血、润肠通便用生首乌。

生 姜
——温胃止呕
附：干姜

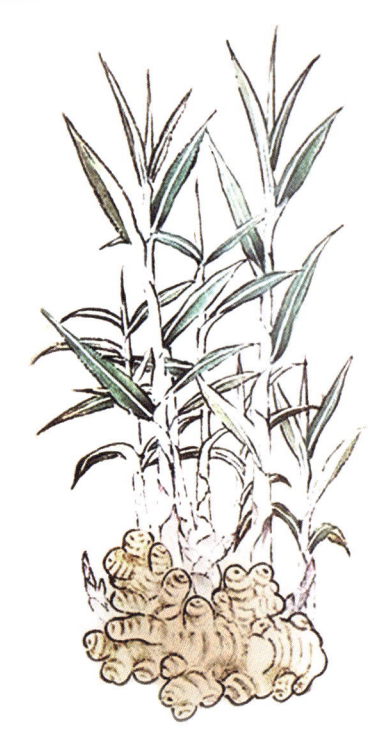

主要成分：蛋白质、糖类、粗纤维、胡萝卜素、维生素及钙、铁、锌、钾、钠、铜、磷等微量元素，还含有大量挥发油。

性味归经：味辛，性温，入肺、脾经。

功效主治：温胃止呕，散寒解表，温肺止咳，解毒防腐。主治外感风寒、胃寒呕吐、风寒客肺咳嗽等病症。

用法用量：10~30克入汤剂，水煎服。亦可入丸、散、膏剂，或制成生姜食品等。

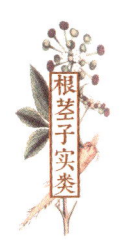

〔成分功效〕

生姜含有大量挥发油，其主要成分为姜油酮、姜油萜、姜黄素、姜黄烯、姜醇、姜烯、姜酚、樟脑萜、水茴香萜、桉叶油精、水芹烯、龙脑、枸橼醛、芳樟醇等。姜尚含有辣味成分姜辣素，分解成姜酮、姜烯酮等，还含谷氨酸、丝氨酸、甘氨酸等多种氨基酸。生姜含的姜辣素对口腔及胃黏膜有刺激作用，能促进消化液分泌，使脂肪分解酶作用加强，增进食欲。其有效成分姜酮和姜烯酮的混合物有末梢性镇吐作用，对呼吸和血管运动中枢有兴奋作用，能促进血液循环，使血压上升，促进发汗。体外实验，对伤寒杆菌、霍乱弧菌有明显的抑制作用，并有镇吐、抗炎消肿、镇痛及试管内杀灭阴道滴虫作用。

日本和德国的抗癌科学家发现，生姜具有抗癌作用。在子宫颈癌细胞样品的观察实验中，生姜提取物能够显著抑制癌细胞的生长，有效率竟达96%以上。

〔美味食单〕

生姜在食品中颇为常用，如盐姜片、白糖姜、酱生姜、油姜、辣椒姜、姜汁啤酒等。

五香酱油姜：将鲜生姜100克洗净阴干后，放入100ml五香酱油中浸泡24小时后即可食用。本品具有温胃散寒、降逆止呕的作用。适用于胃寒呕吐者。

枣肉鸡金姜饼：红枣肉250克捣烂，生姜60克煎汤，鸡内金30克焙干研细粉，以上三味和匀，加入500克面粉中，做成小饼，烘熟，于餐后吃2~3个小饼，一日三次，连食一周。本品具有健胃散寒、消食导滞的作用。适用于脾虚食滞、消化不良症。

姜葱羊肉粥：生姜10克，葱白2根，羊肉100克，粳米100克，细盐少许。羊肉洗净切成肉末，生姜葱白洗净切成碎末。先将羊肉、粳米入锅加水同煮粥，待熟时，入盐、生姜、葱白稍煮即可。每日2次。本品具有疏风解表、通窍的作用。主治肾虚证，症见鼻流清涕、喷嚏频频、鼻痒不适、经常反复发作，伴腰膝酸软、形寒肢冷、舌质淡白、苔白、脉濡弱。

〔药用验方〕

生姜饴糖汤：生姜60克，饴糖30克，加水煎成浓汤，趁温热徐徐服。具有散寒止咳的作用，适用于虚寒性咳嗽咳泡沫痰。

枣姜红糖汤：生姜30克，大枣30克，红糖30克。将生姜切片，大枣去核，加红糖水煎服，每日2次。本品具有温经行滞的作用。适用于月经后期色黯量少、小腹冷痛、得热则减，或畏寒肢冷、面色苍白、苔薄白、脉沉紧等症。

生姜蜂蜜葱汁：生姜10克，蜂蜜2汤匙，葱15克。先把生姜、葱洗净后捣取汁液2汤匙，与蜂蜜混合，以热开水冲服，每日饮4~5次。具有解表散寒，芳香化浊的作用。主治寒湿证，症见恶心呕吐、泄泻清稀、肠鸣腹泻、身重体倦、胸腹胀闷、头痛、四肢不温、苔白、脉迟。

解生半夏毒汁：因误食生半夏、生南星、生野芋和鱼蟹、禽、兽肉中毒，出现喉舌麻痹的轻度中毒，可用生姜一块（约30克）嚼碎慢咽，或用生姜榨汁，一口一口慢咽，或喝生姜汤。本品具有解毒作用。

温肺止咳汤：生姜15克，橘皮10克，法半夏10克，甘草5克。用清水煎煮二次，取200毫升，兑入饴糖30克，分三次温服。本品具有温肺止咳化痰的作用。主治风寒客肺而咳嗽痰多及老年人慢性支气管炎、咳嗽吐大量泡沫样痰等症。

二姜止痛糊：生姜、干姜各50克，苍术10克，当归15克，研末过筛，将药末用95%的酒精调成糊状，敷在风湿及类风湿性关节炎患者疼痛最明显处，然后用装有60~100瓦白炽灯泡的烤箱外烤，每日1次，每次20~40分钟，经3~5次治疗后有效。本方具有温经散寒、活血止痛的作用。主治风寒湿痹、筋骨疼痛等症。

生姜半夏汤：姜半夏10克，煎汤取汁50毫升，加生姜汁50毫升，分4次服用。本品具有和胃止呕作用。主治胃气不和、呕吐、心中愦愦不安等症。

[传说趣事]

生姜解毒治喉痈：宋朝·洪迈著的《夷坚志》记载了生姜治愈喉痈的故事：广州府通判杨立之咽喉生疮红肿，溃破而流脓血，寝食俱废，请多位医生诊治都无良策。遇到名医杨吉老，杨大夫看病后说："这病很特殊，必须吃生姜一斤，然后才能服药，若不这样治不好。"杨大夫走后，病人的儿子说："咽喉溃破流脓疼痛难忍，怎么能再吃生姜呢？"疑问之余，又深信名医的医术，抱着试试看的想法，杨立之先吃了一两片生姜，感觉姜的味道甘甜而香，再吃更觉香甜。吃了半斤时，咽喉疼痛渐渐减轻；吃完一斤生姜，感到姜味辛辣，此时咽喉中已无脓血，可以进食饮用米粥。再请杨吉老复诊，并询问是何原因。杨大夫说："你在南方做官，必然多吃鹧鸪，鹧鸪好吃半夏，吃鹧鸪时间长了必定中半夏毒，毒侵咽喉故发此病。生姜专解半夏之毒，用生姜治疗

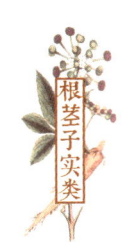

才能对证。你所中的毒已被清除，不用再吃别的药了。"这则故事说明生姜能解半夏中毒。

生姜是可药可食的佳品：生姜既可做蔬菜、调料，又可入药，用途非常广泛。民间流传有很多关于姜的歌谣，如"一把糯米煮成汤，七个葱头七片姜，熬熟兑入半杯醋，伤风感冒保安康"。民谚有"冬吃萝卜夏吃姜，不劳医生开处方"，"冬有生姜，不怕风霜"，"晨吃三片姜，赛过人参汤"等。这些歌谣都有一定的科学道理。生姜是家庭常备的调味佳品，又是防治疾病的良药。

呕家圣药，抗衰延年：生姜温中和胃、降逆止呕，随不同配伍，能治疗各种呕吐，尤以胃寒呕吐为佳，此时须使用煨姜。煨的方法是：取净生姜用纸六七层包裹，放水中浸透，置火灰中煨至纸色焦黄，去纸后即可食用。煨姜的辛散之力不如生姜，但温中止呕之力则较生姜为强。经常食用生姜还有养生健体的作用。文圣孔子特别嗜好生姜，虽然"三月不知肉味"，而从不舍弃生姜，在那个平均寿命甚低的时代，孔子享年73岁，绝不是偶然的。苏东坡在他的《东坡杂记》中记载：有一位法号净寺的方丈，80多岁仍然仙风道骨，鹤发童颜，身体健康。人们问他何以如此强壮，他回答说，是他"不撤姜食"的缘故。研究发现，生姜的辛辣成分被人体吸收后，可抑制体内过氧化脂质的产生，姜中含的姜辣素有很强的抗氧化作用。因此，生姜不仅能防止脂肪食品的氧化变质，而且能够抑制体内过氧化脂质的产生，从而起到抗衰老的作用。

专家提醒

1. 生姜性温，只适用于寒凉病证。
2. 有口干舌燥、手足心热的阴虚内热者和有发烧、口苦、口渴、便秘的热盛病人忌食生姜。
3. 痔疮患者忌食生姜，高血压病人不宜多食生姜。
4. 霉烂变质的生姜不但不能治病，还会添病，应弃之不用。

干姜

干姜为姜科植物姜的干燥根茎。按炮制方法不同分为干姜、炮姜和炭姜三种。干姜性味辛热，入脾、胃、肾、心、肺经，具有温中散寒、回阳通脉、燥湿消痰功效，炮姜还可温经止血。干姜配白术，温运脾胃，祛中焦之寒；干姜配蜀椒，温中下气，治脾胃寒盛，气逆上冲；干姜配附子，或配肉桂，温肾回阳，温经散寒，治少阴病阳虚阴盛。干姜附子甘草为四逆汤，为回阳救逆代表方；干姜伍茯苓，通阳化气化饮，治寒湿偏盛，阳气不能通行，水饮上凌者；干姜配人参、白术、甘草为理中汤，可温运太阴，恢复中焦阳气，温阳守中；干姜甘草汤治太阴少阴崩漏、血色晦淡者。若寒饮伤肺，干姜配桂枝、麻黄、细辛等，能温肺通阳化饮；干姜配五味子，通肺气治寒嗽。一般干姜用量为3～9克水煎服。需要注意的是干姜久服会损阴伤目，因此有阴虚内热、阴虚咳嗽吐血、表虚有热汗出、自汗盗汗、脏毒下血、因热呕恶、火热腹痛等症者不宜食用干姜。

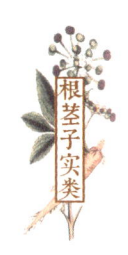

黄 连
—— 良药苦口

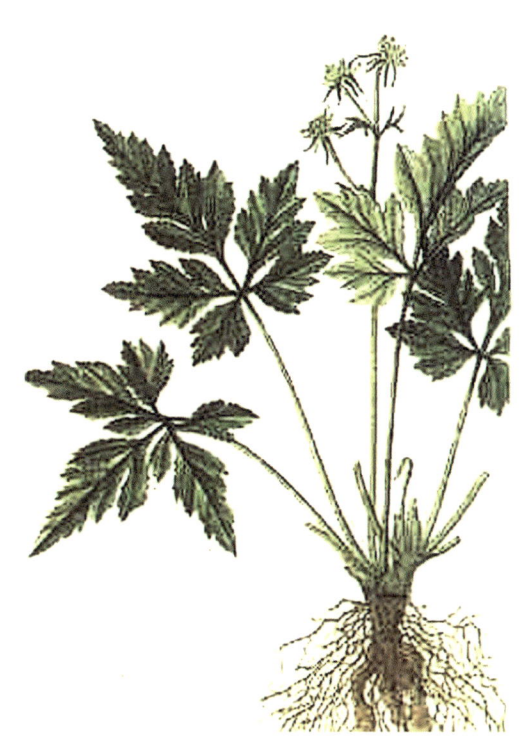

主要成分： 黄连素（小檗碱）、黄连碱、甲基黄连碱、巴马亭、黄连宁等生物碱。

性味归经： 味苦性寒，入心、肝、胆、脾、胃、大肠经。

功效主治： 清热燥湿、泻火解毒、除疳安蛔。主治心火炽盛、烦热神昏或心烦不寐、目赤肿痛、湿热呕吐、腹泻痢疾、痈疮肿毒等症。

用法用量： 3～10克，水煎服或入丸散。外用适量。

〔成分功效〕

现代研究：体外实验证明，黄连和小檗碱的抗菌作用基本一致，对金黄色葡萄球菌、溶血性链球菌、肺炎双球菌、脑膜炎双球菌、霍乱弧菌、痢疾杆菌、炭疽杆菌、白喉杆菌、百日咳杆菌、鼠疫杆菌、布氏杆菌、破伤风杆菌、结核杆菌等均有抑制作用。黄连对痢疾杆菌的敏感度等于或优于磺胺而弱于链霉素及氯霉素，对大肠杆菌、变形杆菌、伤寒杆菌作用较弱，而对副伤寒杆菌、绿脓杆菌和宋内氏痢疾杆菌则无作用。小檗碱低浓度抑菌而高浓度杀菌，对各种流感病毒、新城病毒均有抑制作用。在试管中对十余种常见致病性真菌也有广泛而显著的抑制作用，体外、体内实验均有抗阿米巴原虫作用。

关于黄连及小檗碱抗微生物作用的机制至今尚未阐明。曾有报道小檗碱能强烈抑制酵母和细菌糖代谢中间环节丙酮酸的氧化脱羧过程。其抗菌作用能被维生素 B、PP 及对氨苯甲酸等所拮抗。对真菌可能作用于真菌细胞膜，改变其选择性渗透性，进而弥散于细胞内，与核的包膜部分磷脂成分结合，导致细胞器消失。小檗碱低浓度能兴奋猫离体心脏，并增加冠脉流量 20% ~ 40%。小檗碱和四氢小檗碱对心肌缺血有保护作用和抗心律失常作用。小檗碱尚有降低血压、扩张冠状动脉的作用，并能使红细胞缩小、呈颗粒状，抑制白细胞变形运动，减少中性及嗜酸性细胞而增加淋巴细胞及单核细胞。给小鼠灌服黄连煎剂 1 克 / 千克以上可降低正常小鼠血糖，并且有一定量效关系。同时证明，灌服小檗碱 15 天，可使自发性糖尿病小鼠的血糖下降并改善葡萄糖耐量。小檗碱不影响胰岛素的分泌与释放，也不影响肝细胞胰岛素受体的数目与亲和力，其作用可能为受体后效应。小檗碱可能通过抑制糖原异生和促进糖酵解产生降血糖作用。小檗碱有利胆作用，可使麻醉猫的胆汁有中等程度的增加，持续约 1 小时，后渐降至正常。黄连的甲醇提取物对大鼠多种实验性脚爪浮肿及肉芽肿有抗炎作用，局部用药也能减轻肉芽肿的发展，效果近似保泰松。无论口服还是皮下注射，小檗碱都有抗急性炎症作用。

〔美味食单〕

黄连开口水：黄连 3 克，开水浸泡备用。具有清热解毒的作用。南方乡村在胎儿分娩后，用消毒纱布蘸黄连水在婴儿口腔内擦一遍，可达到消炎、减少疾病的目的，取名为黄连开口水。

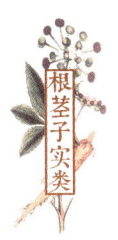

[药用验方]

复方香连丸：黄连100克，铁苋菜500克，甘草50克，共研细末，制成水丸，每次6克，每日3次；幼儿每次2克，开水溶化服，每日3次。本品具有清化止泻的功效。主治细菌性痢疾、急慢性胃肠炎等症。

左金丸（《丹溪心法》）：黄连180克，吴茱萸30克，共研细末，制丸，每服1.5~3克，每日1~3次。本品具有清肝泻火、降逆止呕的功效。主治胁肋胀痛、嘈杂吞酸、呕吐口苦、脘痞嗳气、舌红苔黄脉弦数等症。

黄连汤（《伤寒论》）：黄连3克，半夏9克，干姜3克，桂枝3克，党参9克，甘草3克，大枣5枚，水煎服。本品具有平调寒热、和胃降逆的功效。主治胸中有热、胃中有寒、腹痛呕吐等症。

黄连解毒汤（《外台秘要》）：黄连4.5克，黄芩6克，黄柏6克，栀子9克，水煎服。本品具有泻火解毒的功效。主治火热烦躁、身热下痢、湿热黄疸、痈疽疔疮、便干尿黄、舌红苔黄脉数有力等症。

清胃黄连丸（《中华人民共和国药典》）：处方：黄连80克，石膏80克，桔梗80克，甘草40克，知母80克，玄参80克，地黄80克，牡丹皮80克，天花粉80克，连翘80克，栀子200克，黄柏200克，黄芩200克，赤芍80克。功能：清胃泻火，解毒消肿。用于口舌生疮、齿龈、咽喉肿痛。用法与用量：口服。水丸1次9克，日2次；大蜜丸1次1~2丸（每丸重9克），日2次。注意：孕妇慎用。使用参考：凡属胃火亢盛之证，表现为舌红、苔黄、脉数或洪数等实热症状均可使用。

[传说趣事]

成语"良药苦口"的由来：黄连以其"根如连珠而色黄"得名；另一说法为因其根黄、花黄、实黄，皆土黄色，所以称之为黄连。"良药苦口"这一成语，出自《韩非子·外储说左上》。书中说："夫良药苦于口，而智者劝而饮之，知其饮而已疾也。忠言拂于耳，而明主听之，知其可以致功也。"意思是说：药虽苦却可以治病；一个人如果有了缺点和错误，善意劝诫或尖锐批评，听起来可能会暂时不舒服，但是很有益处。所谓"忠言逆耳利于行，良药苦口利于病"。有一句歇后语说："哑巴吃黄连，有苦说不出。"中药黄连之味苦，可谓闻名天下。黄连的苦味成分主要是黄连素。据实验，用1份黄连素加上25万份的水，配制出的溶液仍具有苦味。——黄连的确是一味地道的"苦口良药"。

名医张元素总结黄连六大功效：金元时期名医张元素（字洁古）所著《珍珠囊》总结黄连的功效为："其用有六：泻心火，一也；去中焦湿热，二也；诸疮必用，三也；去风湿，四也；治赤眼暴发，五也；止中部见血，六也。"

名医叶天士不敢用黄连：古有"医不自治"之说，清·清凉道人《听雨轩笔记》一书中记载一则苏州名医叶天士不敢用黄连的故事：叶天士母患病，叶天士自治无效，病日甚。让仆人去请一章姓医生治之，章细问主人为何不自治之，病势如何等。仆人告知，主人终夜彷徨，口中不停地念叨"黄连"二字。章默识之，至叶家诊视完毕，索看一向所服药方，沉吟良久，对叶天士说：药与证相合，理当奏效，但老夫人心胃有热，应在药中加黄连，才能治愈。叶天士惊叹道：我也想用黄连，但怕家母年高，用黄连伤正气，所以不敢用。章回答说：老夫人脉象实而有力，并非虚证，用之无害。叶天士认为有理，放心用之。服一剂而安，再一剂就痊愈了。叶天士大喜，登门致谢，酬以百金。

专·家·提·醒

1. 黄连大苦大寒，过量或较久服用易伤脾胃。
2. 凡脾胃虚寒、胃寒呕吐，脾虚泄泻者忌用黄连。
3. 临床和实验研究表明黄连有以下毒副反应：①急性心源性脑缺氧综合征；②麻疹样药疹和荨麻疹型药疹；③过敏性休克；④头晕、耳鸣、恶心、呕吐、心慌、气短、关节痛等；⑤腹泻、腹胀、肠鸣、多尿；⑥血色素及血细胞减少。另据报道，静脉滴注黄连素曾引致3例循环呼吸骤停，应当注意。
4. 新加坡的法律规定：中医药治病禁用黄连。

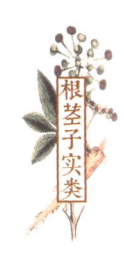

大 黄
——泻热通便

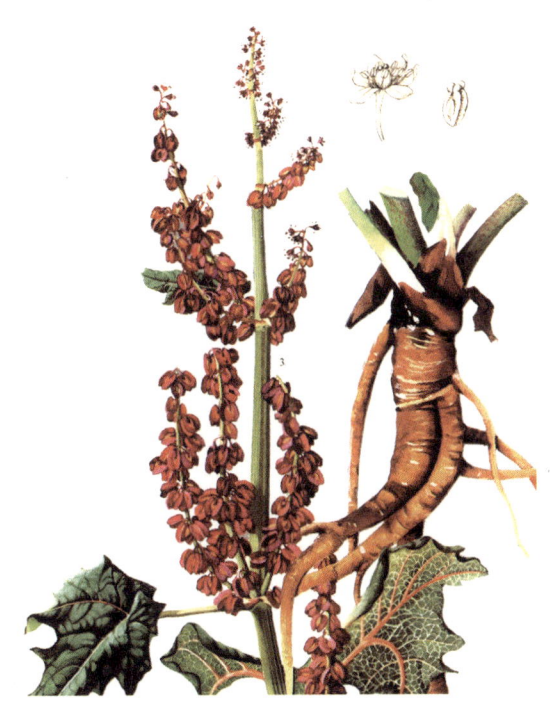

主要成分：大黄酸、大黄酚、大黄素、芦荟大黄素、大黄素甲醚等。另含鞣质类、有机酸和雌激素样物质。

性味归经：性味苦寒，入脾、胃、大肠、肝、心包经。

功效主治：泻热通肠、凉血解毒、逐瘀通经。主治实热便秘、积滞腹痛、泻痢不爽、湿热黄疸、血热吐衄、目赤、咽肿、肠痈腹痛、痈肿疔疮、血瘀经闭、跌打损伤、外治水火烫伤、上消化道出血等症。酒大黄善清中焦血分热毒，用于目赤咽肿、齿龈肿痛。熟大黄泻下力缓，泻火解毒，用于火毒疮疡。大黄炭凉血化瘀止血，用于血热有瘀出血症。

用法用量：3~15克，煎汤，用于泻下，但不宜久煎。酒制大黄活血作用较好，宜用于瘀血证。外用适量，研末调患处。

【成分功效】

大黄的主要成分是蒽醌衍生物，总量约 3% ~ 5%，大部分为结合状态，是泻下的有效成分，主要包括蒽醌苷和双蒽醌苷。双蒽醌苷中有番泻苷 A、B、C、D、E、F；游离型的苷元有大黄酸、大黄酚、大黄素、芦荟大黄素、大黄素甲醚等。另含鞣质类、有机酸和雌激素样物质。

大黄煎剂具有明显的泻下作用，这种泻下作用与煎煮时间、加热温度及酸碱性均有关系。加热可使泻下效力降低。另外大黄中还含有对大肠运动呈抑制作用的鞣质。实验中观察到大黄汤剂使小鼠胃肠道初期呈运动亢进、后期呈运动抑制，低浓度促进、高浓度抑制，说明大黄具有兴奋和抑制胃肠运动的双重作用，这种作用的物质基础就是番泻苷类和鞣质类。

动物实验证明，生大黄能治疗和预防应激性胃溃疡出血，表现为出血程度明显减轻，出血灶面积明显缩小；并能抑制胃酸分泌，降低蛋白酶活性。动物实验还证明，大黄除了促进胃黏膜生成前列腺素（PGE2）外，还可通过其他途径预防酒精造成的胃黏膜损伤。电生理实验证明，大黄可通过兴奋肠电活动妨碍结肠内水分吸收，加快结肠内容物的排出而发挥泻下作用。大黄对实验性肝损伤有明显的保护作用。大黄含有明显增加胆汁分泌的成分，并有促进胰腺分泌的作用。实验证明，大黄能防止胰蛋白酶或酒精诱发的急性水肿型或急性出血坏死型胰腺炎的发生和发展。大黄浸出液能加强心脏的收缩力，有强心作用。大黄浸剂、酊剂及大黄素皆有降低血压的作用。

抗菌作用：实验证明大黄对葡萄球菌、溶血性链球菌、白喉杆菌、枯草杆菌、鼠疫杆菌等均具有不同程度的抑制作用，尤以葡萄球菌、淋病双球菌最敏感。抗菌主要成分为蒽醌类衍生物中结构为 1,9- 二羟基蒽醌者。抗菌作用机制主要是对细菌细胞核酸和蛋白质合成及糖代谢的抑制作用。大黄有抗真菌、抗病毒、抗寄生虫作用。

止血和活血作用：实验证明，口服或外用大黄，人和实验动物出血的凝血时间均明显短于未用药者，其止血有效成分可能是大黄酚、大黄素甲醚、儿茶素和没食子酸等。其作用机制是通过降低血管的通透性，改善血管脆性，兴奋胃肠道的局部血管，同时可显著增加纤维蛋白原活性，使凝血时间和出血时间明显缩短，从而有助于止血。近年发现服用大黄的病人血黏度、红细胞压积和全血黏度均下降，渗透压高者降至正常，出现类似输液的血液稀释作用。

抗肿瘤作用：大黄素及大黄酸对小鼠黑色素瘤的抑制率分别为 73% 和 76%。大黄

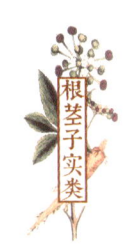

素对酪氨酸酶显著的竞争性抑制作用可能是大黄抗黑色素瘤的作用机制之一。大黄素对人肺癌A-549细胞的分裂及细胞DNA的生物合成均有抑制作用。

抗衰老作用：通过比较6种不同大黄含蒽醌类、苯丁酮苷类及鞣酸类化合物的抗超氧阴离子的活性，表明不同品种的大黄都可通过抑制超氧阴离子而起到抗氧化和抗衰老的作用。

〔药用验方〕

大黄清胃丸（《中华人民共和国药典》）：大黄504克，关木通63克，槟榔63克，黄芩96克，胆南星42克，羌活42克，滑石粉168克，白芷42克，牵牛子（炒）42克，芒硝63克。其功能为清热解毒通便。主治胃火炽盛、口燥舌干、头痛目眩、大便燥结等症。口服，1次1丸（每丸重9克），每日2次。孕妇忌服。

大黄散：大黄30克，用黄酒蒸7次后阴干，研成粉末。每次2克，用茶水调服，每日1次。本方具有活血通便的功效。主治头晕便秘、鼻衄齿衄等症。

〔传说趣事〕

大黄别名将军：清代诗人袁枚曾患痢疾，某名医采用参芪补药治疗，结果导致病情加重。其老友张止厚馈赠"制大黄"，让他服用。医者惊恐，认为大黄是泻药不可以用。袁枚毅然服下，三剂而愈。于是赋诗致谢："药可通神信不诬，将军竟救白云夫。医无成见心才活，病到垂危胆亦粗。岂有鸩人羊叔子，欣逢圣手谢夷吾！全家感谢回天力，料理花间酒百壶。"诗中所说的"将军"即中药大黄的别名。大黄呈黄色，以颜色而得名"大黄"。因其药用功能推陈出新，作用极为峻快，"夺土郁而通壅滞，定祸乱而致太平"，又名"将军"。元·王好古在《汤液本草》中说："大黄，阴中之阳药，泄满，去陈垢而安五脏，谓如定勘祸乱以致太平无异，所以有将军之名。"明代张景岳还把大黄、附子并称为药中之良将。大黄主产于四川，故大黄有"川军"别名。

名医姚僧垣用大黄的故事：宋代孔平仲在《续世说》中记载姚僧垣用大黄的故事。姚僧垣为南北朝时梁代名医，医术高超。梁武帝因病发热，服用了大黄。姚僧垣却说："至尊年高，大黄快药，不宜轻用。"认为大黄的泻下作用能损伤梁武帝的元气。梁武帝没有听从姚僧垣的劝告，继续服用大黄，结果使病情加重，以至"危笃"。继位后的梁元帝有一次患心腹部疼痛（胃痛），所有的医生都主张用平和的药物治疗。姚僧垣却说，从脉象（脉洪而实）上看，应当用大黄（因其病为腹中有宿食，胃肠积滞所致）。梁元帝听从了姚僧垣的话，服药后果下宿食，病获痊愈，对姚僧垣"赐钱百万"。姚僧垣如无对疾病的准确判断和对大黄药性的深入了解，怎能如此胸有成竹？

唐介庵称为唐大黄的故事： 清黄退庵在《友渔斋医话》一书中记载："唐介庵先生……用大黄著名，竟被尊称为唐大黄，于是乎先生之字，竟为大黄之名掩矣。"我国著名药学专家楼之岑教授，是蜚声中外的大黄专家，20世纪40年代在英国伦敦大学留学时，就把大黄列为研究对象，后获得"大黄博士"的美称。上海中医焦东海教授，专门研究大黄在临床上的应用，善用大黄，从而得到了"焦大黄"的雅号。焦东海在继承前人经验的基础上，应用大黄治疗急性胃十二指肠出血、急性胰腺炎、急性胆囊炎、急性黄疸型肝炎、妊娠期肝内胆汁淤积症、急性菌痢、急性肠炎、尿毒症、脑血管意外、高脂血症、肥胖症及中西医结合治疗多脏器功能衰竭等，显示了大黄的神奇功效。

历史上大黄的对外交流与贸易： 中药大黄名扬国外历史亦久。公元753年，鉴真和尚东渡日本时，就将大黄及其种子带到日本，被应用于临床。日本将产于我国的大黄与产于朝鲜的大黄杂交育种，培育出了"日本信州大黄"。意大利使者马可·波罗（公元1254~1324年）也将我国的大黄带回欧洲。清·赵翼《檐曝杂记》记载，俄罗斯"以中国之大黄为上药，病者非此不治"。两国曾有贡使相通，中国允许与其进行大黄贸易，后来俄罗斯有数件事违约，"上令绝其互市，禁大黄，勿出口"被作为重要的外交手段，"俄罗斯遂惧而不敢生事"。《清史稿·邦交》亦有"（乾隆）五十四年（公元1792年）又以纳叛人闭市，严禁大黄、茶叶出口，俄人复以为请"。以上史实说明历史上中药大黄在对外贸易中具有十分重要的作用。

专家提醒

1. 妇女怀孕、月经期、哺乳期忌用大黄。
2. 气虚血弱、脾胃虚寒，无实热、积滞、瘀结者忌用大黄。

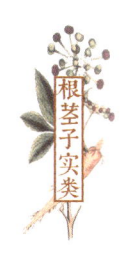

山萸肉
——补肾固精

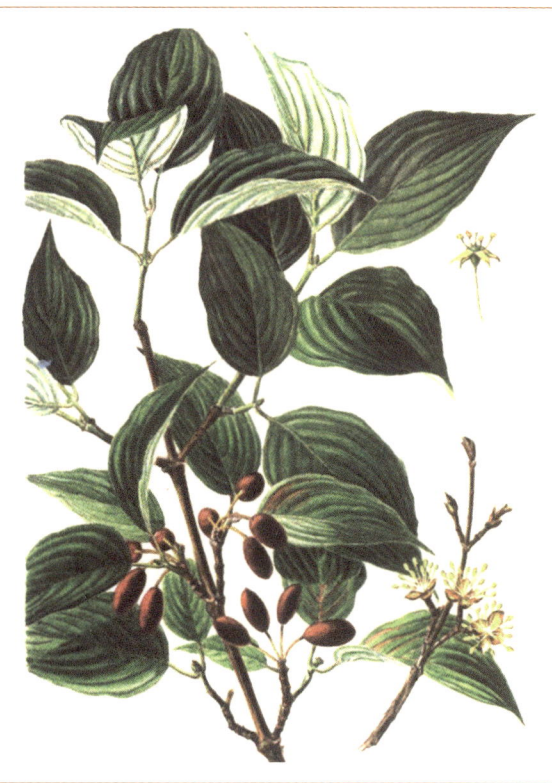

主要成分：多种维生素（A、B、C和P）、脂肪、蛋白质、糖类及矿物质等。

性味归经：性凉，味甘，入脾、胃、大肠经。

功效主治：清热凉血，通络散瘀，消肿止痛。主治痰热咳嗽、肠风下血、乳房皲裂、热毒疮痈、皮肤溃疡、痔疮出血、大便不利、跌打损伤等症。

用法用量：水煎汤、熟食、绞汁、浸酒服或研细末服用，常用量100~150克。

〔成分功效〕

山茱萸含山茱萸苷、皂苷、鞣质、熊果素、没食子酸、苹果酸、酒石酸及维生素 A 等。果实煎剂在体外能抑制金黄色葡萄球菌的生长，对痢疾杆菌及某些皮肤真菌有一定的抑制作用。其流浸膏对麻醉犬有明显的利尿、降压作用。山茱萸煎剂体外实验能全部杀死给小鼠接种的腹水癌细胞。山茱萸煎剂及流浸膏均有抗菌、利尿、降压及抗氧化的作用。

山茱萸味酸涩性微温，入肝、肾经。具有补益肝肾、涩精固脱的功效。主治腰膝酸痛、眩晕耳鸣、阳痿遗精、小便频数、虚汗不止、心摇脉散及月经量过多或崩漏。

〔用法用量〕

水煎服，用 5～10 克；急救虚脱，可用 30～60 克；入丸散膏剂适量。

〔食用方法〕

山茱萸粥：山茱萸 10 克，粳米 60 克。将山茱萸与粳米同煮为粥，随意食之。本方具有补肾健脾的作用。适用于食欲不振、腰酸腿软、阳痿遗精等症。

〔药用验方〕

草还丹：山茱萸 30 克，补骨脂 15 克，当归 12 克，研为细末，炼蜜为丸。每次 6 克，临睡时淡盐汤送服。本方具有温补肾阳的功效。主治肾虚阳衰、体倦神疲、腰酸阳痿、不育、不孕等症（扶寿精方）。

萸肉益智汤：山茱萸 15 克，益智仁 9 克，人参 6 克，白术 6 克，加水煎汤服。本方具有补肾固尿的功效。主治老人小便频数不节或自遗不禁等症（《方龙潭家秘》）。

专家提醒

1. 山茱萸温补而涩，故肾火亢盛、下焦湿热、小便淋涩者不宜服用。
2. 命门火炽、阳强不软者忌服山茱萸。

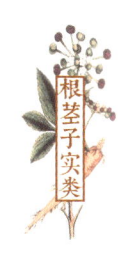

骨碎补
——接骨续筋

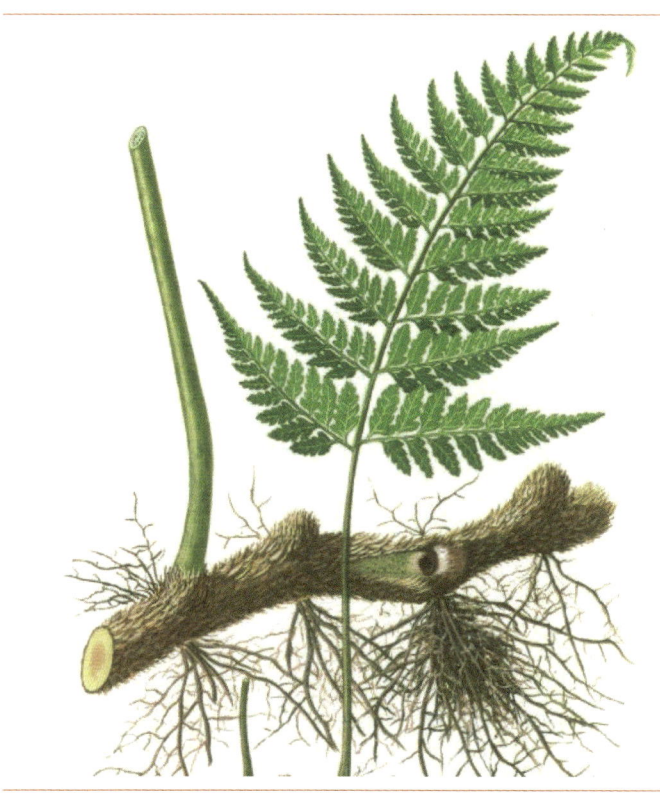

主要成分：骨碎补酸、橙皮苷、双氢黄酮苷、淀粉、葡萄糖、柚皮苷等。

性味归经：骨碎补味苦性温，入肾、肝经。

功效主治：肾虚腰痛、耳鸣耳聋、牙齿松动、跌仆闪挫、筋骨折伤等症。外用可治斑秃、白癜风。

用法用量：骨碎补水煎服用10～20克，或入丸散。外用适量，捣烂或晒干研末外敷，也可浸酒擦患处。

[成分功效]

骨碎补含骨碎补酸、橙皮苷、双氢黄酮苷、淀粉、葡萄糖、柚皮苷等成分。

[药用验方]

抗骨增生丸（《中华民共和国药典》）：处方：熟地黄210克，肉苁蓉（蒸）140克，狗脊（盐制）140克，女贞子（盐制）70克，淫羊藿140克，鸡血藤140克，莱菔子（炒）70克，骨碎补140克，牛膝140克。本品为黑色的水蜜丸、小蜜丸或大蜜丸，味甜甘微涩。功能为补腰肾，强筋骨，活血，利气，止痛。用于增生性脊椎炎（肥大性胸椎炎、肥大性腰椎炎）及颈椎综合征、骨刺。

[用法用量]

口服，水蜜丸1次2.2克，小蜜丸1次3克，大蜜丸1次1丸（每丸重3克），一日3次。使用参考：本品镇痛作用较好，服药后疼痛明显减轻。

[传说趣事]

骨碎补命名的故事：相传后唐明宗皇帝李宣外出围猎时，突然从附近的草丛中窜出一只金钱豹，吓得皇帝身边的一位最得宠的皇妃从马上摔下来，筋断骨裂，鲜血直流。当时，恰逢御医不在身边，皇帝急得手忙脚乱。这时，一名卫士从岩石上采来一种草药，捣烂后敷在皇妃的伤口上，起到了止血止痛的效果。后来继续用这种草药为皇妃将骨病治愈。皇帝大喜，亲自命名此药为"骨碎补"。

专家提醒

1. 阴虚内热及无瘀血者不宜服骨碎补。
2. 骨碎补内服常规用量为10～20克。大剂量使用（100克煎服）有引起中毒的报道，表现为口干、多语、恐惧感、心悸胸闷，继尔出现精神恍惚、胡言乱语等精神失常症状。

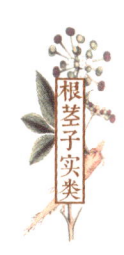

紫 苑
——润肺通便

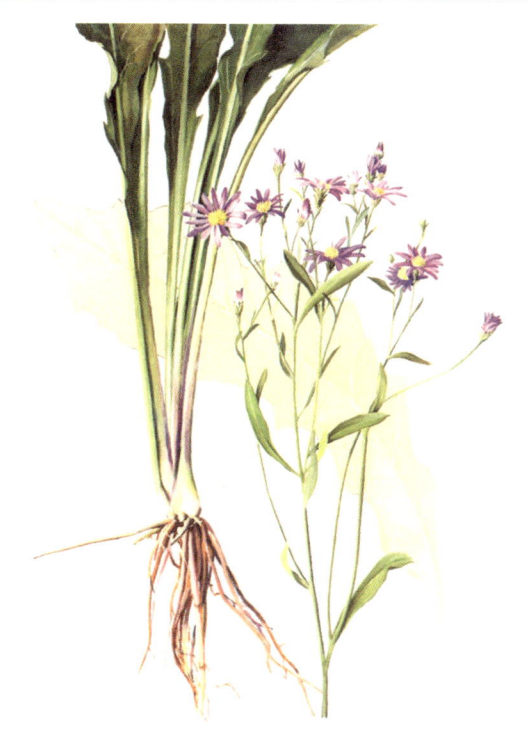

主要成分：蛋白质、糖、粗纤维、灰分、钙、磷、铁、胡萝卜素、硫胺素、核黄素、尼克酸、维生素C等。

性味归经：性微寒，味甘、淡，入肺、小肠、膀胱经。

功效主治：清热化痰，解暑除烦，渗利去湿，生津止渴解毒。主治暑热烦渴、痰热咳喘、水肿胀满、脚气痈肿、痔漏泻痢等症，并解鱼毒、酒毒。

用法用量：炒菜、煮汤、绞汁服，用量100～500克。

〔成分功效〕

紫菀含有紫菀皂苷、紫菀酮、槲皮素、无羁萜醇、表无羁萜醇及少量挥发油、脂肪酸等成分。紫菀有祛痰、镇咳、抗病原微生物（抑制大肠杆菌、痢疾杆菌、伤寒及副伤寒杆菌、绿脓杆菌、霍乱弧菌等）的药理作用，对皮肤真菌、流感病毒亦有抑菌作用。槲皮素有利尿作用，表无羁萜醇可抑制小鼠艾氏腹水瘤而显示出抗癌作用。

〔性味功效〕

紫菀味辛苦性微温，入肺、大肠经。具有润肺下气、消痰止咳的功能。主治咳嗽气逆、咯痰不爽、肺虚久咳、痰中带血等症。治疗外感咳嗽宜用生紫菀，治疗久嗽虚嗽宜用蜜紫菀。

〔用法用量〕

水煎服用5～10克，亦可入丸、散。

〔食用方法〕

紫菀膏：紫菀500克水煎三次，药液浓缩至黏稠时，兑入蜂蜜500克煮沸，冷却装瓶备用。每次服20毫升，开水调服，早晚各一次。本品具有宣肺润肠的作用。适用于老年体弱大便干燥者。对老年久病体虚或产后等小便困难及癃闭者，食疗效果良好。

〔药用验方〕

止咳宝片（《中华人民共和国药典》）：紫菀、橘红、桔梗、枳壳、百部、五味子、陈皮、干姜、荆芥、罂粟壳浸膏、甘草、氯化铵、前胡、薄荷素油。本品为包衣片，除去包衣后，显棕黑色；味微苦、咸。其功能理肺祛痰、止咳平喘。适用于外感咳嗽、痰多清稀、色白而黏、咳甚而喘或原有咳喘、因寒而发、痰多不易咳出，以及慢性支气管炎与上呼吸道感染所致的久咳。用法与用量：口服，1次2片，1日3次，或遵医嘱。本品连服7日为1个疗程，可以连续服用3～5个疗程。注意：①孕妇、婴儿及哺乳期妇女忌服。②肺热、肺燥之干咳及痰中带血者慎用。③服药期间不宜再受风寒，并禁食冷物、辣椒及各种酒类。使用参考：对西医诊断为急性上呼吸道感染、喘息性支气管炎等见有上述主治症状者，可选用此药。

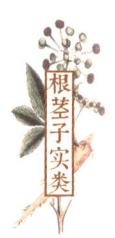

【传说趣事】

紫菀治便秘的故事：北宋宋徽宗时期，蔡京任宰相，权贵一时。有一次，他大肠秘结不通，又害怕吃大黄等泻药损伤正气，虽遍请京城名医治而无效。于是贴出告示说，谁能治好宰相的病，赏银千两。四川民间医生史载之刚到京城，还不出名，便自荐前往蔡府，为蔡京诊脉后，便向蔡京要二十文钱，问其何用，答曰购药。史载之仅买来一味紫菀，研为细末，让蔡京用水送服，不一会儿就排出大便。蔡京感到惊奇，问用紫菀的理由。史载之说："肺与大肠相表里。你的病是因为肺气不宣而大便不通，紫菀能肃降肺气，肺气得以肃降，大便不就畅通了吗？"史载之仅用一味紫菀就治好了蔡京的便秘病，从此名扬京城。从这则故事中也体现了中医重视整体观念、辨证论治的特点。当代名医朱良春在《朱良春用药经验集》一书中说："紫菀能通利二便，是因紫菀体润而微辛微苦……润则能通，辛则能行，苦可泻火，故于二便之滞塞皆效。"

紫菀命名一说：李时珍认为，紫菀"其根色紫而柔宛故名紫菀"。

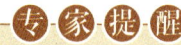

专家提醒

紫菀虽体质柔润，但滋养之功不足，阴虚火旺或有实热的燥咳、咯血者不宜使用。

决明子

——明目润肠

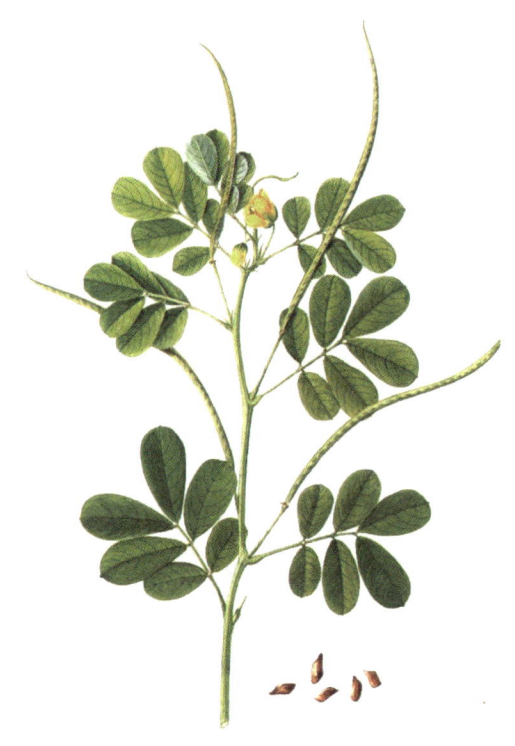

主要成分：大黄酚、大黄素、芦荟大黄素、大黄酸、决明素、决明松、决明内酯、维生素A。

性味归经：味甘、苦、咸，性微寒，入肝、大肠经。

功效主治：清热明目，润肠通便。主治目赤涩痛、羞明多泪、头痛眩晕、目暗不明、大便干燥等症。

用法用量：9～15克，水煎服，亦可入丸、散剂。

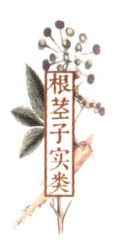

[成分功效]

根据研究,长期服用决明子,可抑制血清胆固醇升高和动脉粥样硬化斑块形成,而决明子中所含的蒽醌苷是其降脂的主要成分。因其有导泻作用,能减少胆固醇的吸收及增加胆固醇的排泄,从而降低血清胆固醇水平,延缓和抵制动脉粥样硬化斑块的形成。

[药用验方]

决明茶: 决明子6克,杭菊花3克,用开水冲泡,代茶频饮。本品具有清肝明目的作用,适用于目赤肿痛、羞明多泪等症。

决明子汤: 决明子(炒黄)9克,柴胡9克,黄连6克,淡竹叶9克,防风6克,升麻3克,细辛1.5克,菊花9克,甘草3克,水煎服。本品具有清热明目的功效。主治急性结膜炎、目赤肿痛、头痛眩晕、大便秘结等症。

[传说趣事]

明目佳品决明子: 决明子是我国历史上最早用的眼科药。《神农本草经》记载:决明子"主青盲,目淫肤赤白膜,眼赤痛泪出,久服益精光"。唐代医学家甄权说:"每日取一匙掇净,空心吞之,百日后,夜见物光。"清代名医黄宫绣盛赞决明子为"治目收泪之要药"。传说古代有一老者常饮决明茶,眼明体健。他吟诗赞曰:"愚翁八十目不瞑,日书蝇头夜点星。并非生的好眼力,只缘常年食决明。"该老者八十多岁仍有好的眼力,正是得益于长期应用决明子补益肝肾的结果,这一宝贵经验实在值得老年人养生保健时借鉴。决明子为中医眼病常用之品。研究表明,决明子可使眼中乳酸脱氢酶(LDH)活性提高,增加眼组织中的三磷酸腺苷(ATP)含量,从而扩张末梢血管,改善视网膜及视神经的血液循环,促进水肿吸收,消除眼肌麻痹和视力疲劳,因此可防治近视眼、老花眼,并延缓老年性白内障的发生和发展。

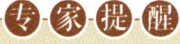

有泄泻和低血压者忌用决明子。

石 斛

——益胃生津

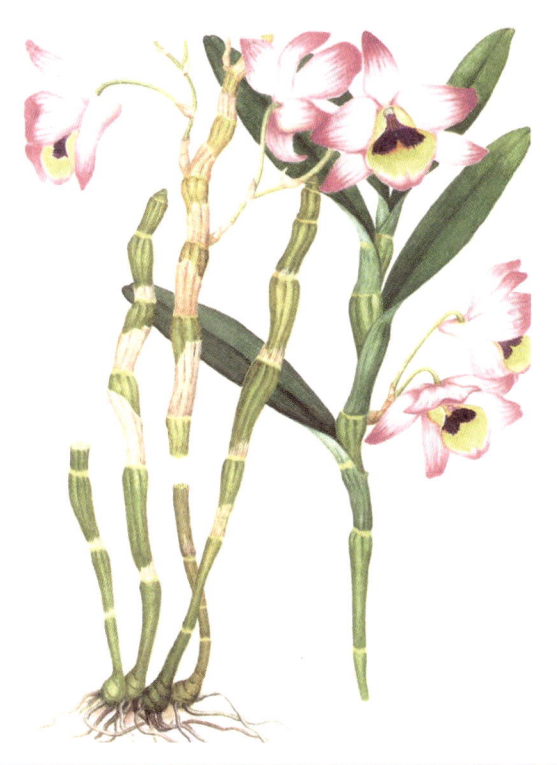

主要成分： 蛋白质、脂肪、糖类、维生素、胡萝卜素、粗纤维、尼克酸、乳酸、甘露醇、苹果酸、莴苣素、天门冬碱、钾、钙、磷等。

性味归经： 性凉，味甘，入胃、肠经。

功效主治： 健胃消食，清热利尿，开胸通乳。主治产后乳汁不下、血尿、小便不利而有热者。

用法用量： 生食，炒食，煮食，煎汤，或晒干盐渍、酱制，每次用100～250克。

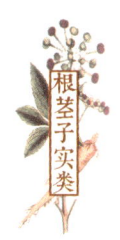

〔成分功效〕

石斛含生物碱如石斛碱、石斛酮碱、石斛胺、金钗碱等，另含豆甾醇类、多糖等。研究证明，石斛有助消化、升血糖、降血压、抑制呼吸、减弱心肌收缩力的作用。石斛煎剂可提高小鼠巨噬细胞的吞噬功能，促进胃液的分泌而助消化，使肠蠕动亢进而通便。

〔性味功效〕

石斛味甘性微寒，入胃、肺、肾经，具有养胃生津、滋阴除热、益肾明目的功效。主治热病伤津或胃阴不足所致舌干口渴、阴虚津亏、虚热不退等症。

〔用法用量〕

水煎服用 6～15 克（宜先煎），可入丸散或熬膏用。鲜者用 15～30 克煎服。石斛亦可治口燥咽干证。鲜石斛清热生津之力较干石斛强，所以热病伤津、舌干口渴之证当用鲜品，一般阴虚口干证可用干品。

〔食用方法〕

石斛茶：鲜石斛 30 克，清水煮沸代茶。本品具有清热生津的作用。适用于高热愈后口干舌燥、渴不欲饮等症。

〔药用验方〕

石斛汤（《证治准绳》）：石斛、麦冬、生地、远志、茯苓、玄参各 30 克，炙甘草 15 克，共研细末，每次用 12 克水煎服。本方具有滋阴清热、养胃生津的功效。主治热病津伤、口干烦渴、舌红无苔等症。

专家提醒

石斛能敛邪，使邪不外透，故温热病者不宜早用；石斛又能助湿，故脾湿便溏者不宜服用。

玉 竹
——益气养阴

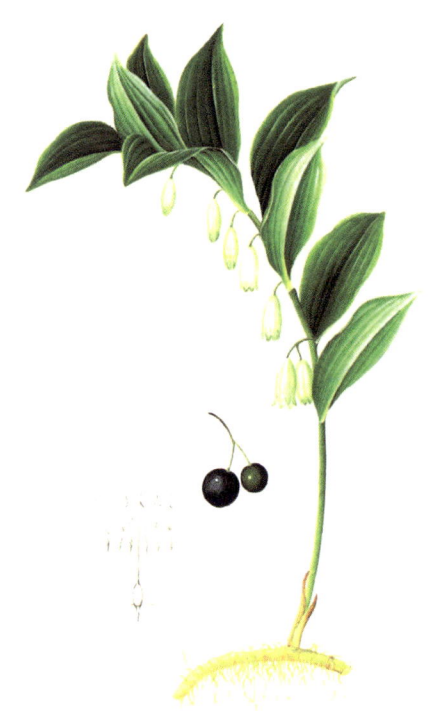

主要成分： 玉竹黏多糖、玉竹果聚糖、黄精螺甾醇、黄精螺甾醇苷等成分。

性味归经： 玉竹味甘、性微寒，入肺、胃经。

功效主治： 养阴润燥，益气养胃，生津止渴。主治热病伤阴、口燥咽干、干咳少痰、舌干口渴、肺结核、糖尿病、心脏病等症。

用法用量： 水煎服 10～12 克，亦可熬膏、浸酒，或入丸、散。清热养阴生用，滋补养阴制用。

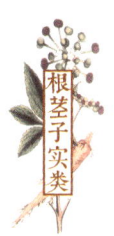

〖成分功效〗

药理作用表明：玉竹煎剂小剂量使离体蛙心收缩增强，振幅加大；大剂量使心搏减弱并迅速停止。玉竹煎剂可减少蛙全身及下肢血管灌流量，减少麻醉犬的肾容积，扩张蟾蜍下肢血管，对垂体后叶素所致兔急性心肌缺血有一定保护作用。玉竹煎剂使麻醉兔血压缓慢上升，对麻醉犬、兔有短暂降压作用。玉竹可预防甘油三酯上升，对动物动脉粥样硬化斑块的形成有一定延缓作用。玉竹甲醇提取物及正丁醇部分对诱发糖尿病小鼠有降血糖作用，对葡萄糖和四氧嘧啶引起的大鼠血糖升高有抑制作用。玉竹煎剂对小鼠离体肠管先兴奋后抑制，对小鼠离体子宫有缓和的刺激作用。

〖食用方法〗

玉竹茶： 玉竹30克，水煎，代茶饮。持续服用有益气养阴之功。适用于冠心病气阴两虚证。

〖药用验方〗

治消渴方： 玉竹、生地、枸杞各500克，加水7.5千克，熬膏。每服1匙，每日3次。本方具有滋补肝肾的功效。主治腰酸腿软、眩晕眼花、体乏无力等症。

玉竹百合煎： 玉竹12克，百合9克，加水适量，煎服。本方具有润肺止咳的功效。主治肺虚久咳、干咳痰少、胸闷气短等症。

玉竹参麦石膏汤： 玉竹15克，沙参、麦冬各9克，生石膏15克，加水煎服。本方具有清热润肠的功效。主治胃热口干、便秘等症。

专家提醒

玉竹性虽平和，但毕竟为滋阴润燥之品，故有虚寒、湿痰之证者不宜服用。

白芍药

——养阴柔肝

附：赤芍药

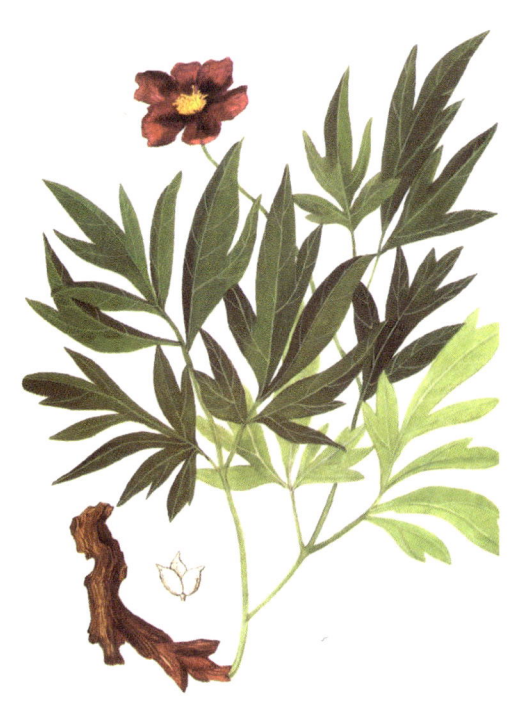

主要成分：大量淀粉，并含蛋白质、糖类、脂肪、烟酸、胡萝卜素、维生素、钙、磷、铁、钾、镁等成分。

性味归经：性平，味甘，入脾、胃经。

功效主治：健脾和胃，益气调中，缓急止痛，通利大便。主治消化不良、肠胃不和、脘腹胀痛、大便不畅等症。

用法用量：绞汁，炒，煎汤，煮食或蒸食，每次用100~500克。

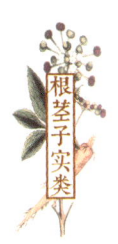

〔成分功效〕

白芍含芍药苷、牡丹酚、苯甲酸、挥发油、脂肪油、树脂、鞣质、糖、淀粉、黏液质、蛋白质和三萜类。

研究证明：白芍有一定的降压、镇静、抗炎、抗惊厥作用，也是老年保健的常用药。白芍煎剂在试管内对志贺氏痢疾杆菌有较强的抑菌作用，对葡萄球菌和绿脓杆菌也有抑制作用，对疱疹病毒有抑制作用。白芍浸剂对某些致病性真菌也有抑制作用。目前认为芍药苷有较好的解痉作用，对豚鼠的胃运动及子宫平滑肌均表现为抑制并能拮抗催产素引起的子宫收缩，由此可以认为白芍的解痉作用是直接作用于平滑肌的结果。芍药苷对小白鼠正常体温有降温作用，对人工发热之小鼠有解热作用。H 受体阻断剂氯苯吡胺可明显拮抗白芍总苷对大鼠及小鼠的降温作用，故有人认为其降温作用与脑内 H 受体有关。芍药苷对醋酸引起的扭体反应有明显的镇痛效果，与甘草的甲醇复合物合用有协同作用。白芍提取物对 D 半乳糖胺所致的肝损伤和 sGPT 升高有明显对抗作用，可降低黄曲霉毒素 B 引起的急性肝损伤表现出的乳酸脱氢酶及同功酶总活性升高，可抑制四氯化碳所致小鼠血浆 GPT 和乳酸脱氢酶升高，并对肝脏组织嗜酸性变性、坏死有一定的对抗作用。白芍总苷 5～40 毫克/千克腹腔注射呈剂量依赖性，可延长小鼠常压缺氧存活时间；20 毫克/千克腹腔注射可延长小鼠减压缺氧存活时间，降低小鼠整体耗氧量，并有降温作用。芍药苷可引起豚鼠血压下降，可使狗冠状动脉血流量增加，对蟾蜍内脏血管及离体兔耳灌流能轻度扩张血管。

〔用法用量〕

水煎服用 6～15 克，或入丸散。敛阴、平肝、治痢多生用；养血、柔肝、和脾多炒用。

〔食用方法〕

白芍牡蛎汤：白芍 20 克，牡蛎 30 克，陈皮 5 克，生姜 5 克。先把牡蛎放入锅中加清水五碗，煮沸 20 分钟，然后加入白芍、陈皮、生姜同煮，煮至一碗，调味即可食用。本方具有滋阴养血、平肝熄风的作用。适用于甲状腺功能亢进者心慌烦急、多汗消瘦、体乏无力、头晕眠少等症。

〔药用验方〕

白芍甘草汤：白芍 30 克，甘草 10 克，每日 1 剂。本方具有养血和血、缓急止痛的功效。主治由各种原因引起的疼痛。属寒者,其痛得热则舒,可配干姜10克;属热者,其痛得热则重,可配黄芩10克;属肝气不和,胸、脘、胁肋疼痛,常加柴胡、枳实各12克,以疏肝理气;属阴血亏虚引起之四肢挛痛,可加熟地黄15克,当归12克。本方灵活运用,随症加减,可提高疗效。

小建中汤:酒炒白芍药12克,桂枝6克,炙甘草3克,生姜9克,大枣4枚,加水适量煎煮,取汁去渣,再加饴糖24克,以微火稍煎。每日1剂,分两次服。本方具有温中补虚、和里缓急的功效。主治年老体弱、中气虚寒、胃痛隐隐、喜暖喜按(疼痛时用手按压可以减轻疼痛,故患者腹痛发作时喜欢用手或拳撑压)、纳谷不香、面色无华等症。

镇肝熄风汤:生白芍、生龙骨、生牡蛎、生龟版、玄参、天冬各15克,怀牛膝、生赭石各30克,茵陈、川楝子、生麦芽各6克,甘草5克。先将生赭石、生龙骨、生牡蛎共捣极细末,再将生龟版、川楝子各捣碎,全部药物加水煎煮,分两次服。本方具有镇肝熄风的功效。主治高血压脑病及中风后遗症等。

归芍膏:白芍、当归、白术、茯苓各300克,薄荷100克,柴胡60克,甘草150克。将以上药物切碎,加水煎熬,去渣,煎汁浓缩,用炼蜜、冰糖各200克收膏。每次服20克,一日2次,白开水冲服。本方具有养肝生血的功效。主治肝血不足、气滞不行之胸胁胀满疼痛等症。

甘芍降糖片(每片含生甘草0.66克,生白芍3.3克):每日3次,每次4~8片口服。本方具有养阴降糖的功效。主治糖尿病口干渴者。曾治糖尿病180例,结果显效54例,有效67例,改善12例,无效47例,有效率为74.8%。本品为糖尿病辅助治疗的理想中成药。

[传说趣事]

关于赤芍与白芍五种学说:赤芍与白芍原植物均为毛茛科芍药属植物的干燥根。古代赤芍与白芍不分,现代有五种不同的说法:

1. 古代认为开红花者为赤芍,开白花者为白芍。

2. 近代有学者认为栽培品为白芍,野生品为赤芍。

3. 有学者认为不论栽培或野生,只要经过去皮煮熟晒干的即为白芍,不去皮直接晒干的即为赤芍。

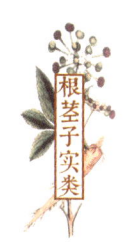

4. 有学者认为为两者同种,因生长环境的条件不同,形色有所变异。

5. 有学者认为两者虽然同科同属但不同种,不能混为一谈。

以上五种说法,都有一定客观论据。芍药的花朵有单、有双、有红、有白,如湖南地区栽培的芍药,就有白花白根、红花红根等不同品种,说明花色不同,根皮也有不同。栽培品绝大部分作白芍用,但也有少数以栽培品作赤芍,如过去北京市郊生产的铁杆京赤芍。野生品绝大部分作赤芍,但也有的作白芍,如陕西宝鸡生产的西白芍。关于因生长环境的变化而产生的变异现象,以及按植物分类进行划分,都是可解的,但就实际商品,习惯上认为正品是多伦赤芍,其原植物一说为芍药见《中药志》,但也有的认为是草芍药见《中药材品种论述》,尚待统一;就其糟皮粉碴的特点来说,是不能加工成白芍的,如经栽培,是否能加工白芍,也尚待试验证明。

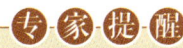

1. 虚寒腹痛、泄泻者慎服白芍。
2. 白芍不宜与藜芦同用。

赤芍药

赤芍药为毛茛科多年生草本植物芍药的干燥根。其味苦酸性微寒,入肝经。具有清泄肝火、散瘀活血、止痛的功能。主治月经不调、瘀滞腹痛、经闭癥、痈肿疮毒、关节肿痛、胸胁疼痛等症。用量6～15克。赤芍长于活血散瘀,白芍偏于镇静止痛,兼有补性。故补血养阴宜用白芍,凉血逐瘀宜用赤芍。妇女肝郁气痛、烦躁,或跌打肿痛,可赤芍、白芍同用。一般发热头痛要辅助清热和活血药时,可任选赤芍或白芍。

天门冬
——滋补清肺

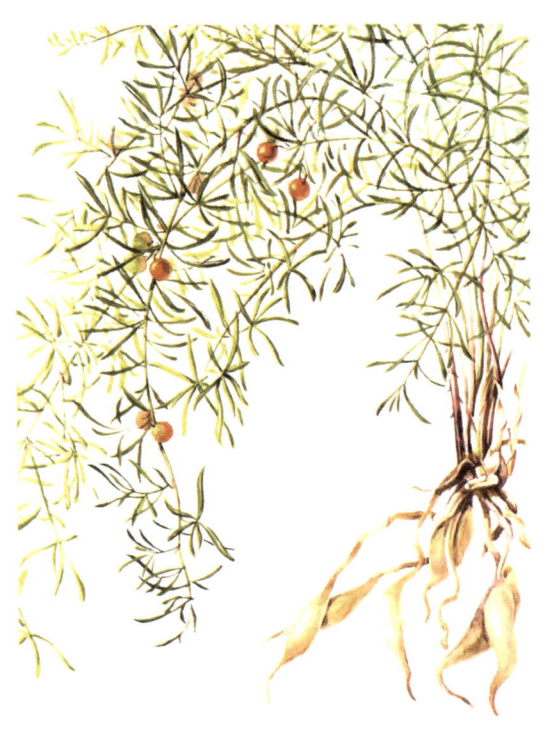

主要成分：天门冬酰胺（即天冬素）、5-甲氧基-甲基糖醛、葡萄糖、果糖、β谷甾醇、黏液质等。

性味归经：味甘、苦，性寒，入肺、肾经。

功效主治：清肺降火，滋阴润燥。主治燥咳痰黏、劳嗽咯血、热病伤阴、舌干口渴或津亏消渴等症。

用法用量：煎服6～12克，亦可入丸散剂或熬膏用，还可少量口含润咽喉。

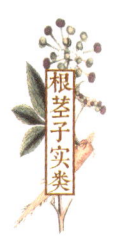

[成分功效]

天门冬对急性淋巴细胞型白血病、慢性粒细胞型白血病及急性单核细胞型白血病患者白细胞的脱氢酶有一定的抑制作用,并能抑制急性淋巴细胞型白血病患者白细胞的呼吸抗菌作用。体外试验天门冬煎剂对炭疽杆菌、甲型及乙型溶血性链球菌、白喉杆菌等多种细菌有不同程度的抑制作用。

[美味食单]

天冬双耳炖母鸡: 天冬20克,银耳5克(水发),黑木耳5克(水发),母鸡1只(约500克)。先将母鸡去毛及内脏,天冬、双耳洗净备用,用热水6碗煮母鸡(加生姜5片)沸后改小火炖半小时,加入天冬、银耳、黑木耳再炖15分钟即可食用。本品具有滋阴补肾的作用。适用于热病后体虚乏力等症。

[药用验方]

天门冬丸(《证治准绳》): 天冬60克,百合、前胡、川贝、半夏、桔梗、桑白皮、防己、紫苑、赤苓、生地、杏仁各30克。共研细末,炼蜜为丸,如梧桐子大小。每次服20丸,生姜汤送下,一日3次。本方具有润肺止咳的功效。主治咳嗽痰少、口干咽燥、胸闷气短、舌红少津等症。

专家提醒

1. 天冬性寒而滑,凡脾胃衰弱、虚寒泄泻、外感风寒咳嗽者忌服。
2. 古有用天冬时忌食鲤鱼之说,应予以注意。

麦门冬
——养阴益胃

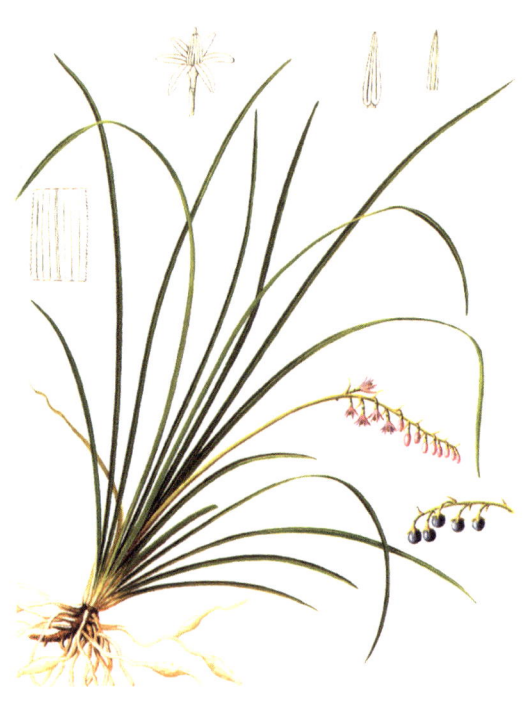

主要成分：挥发油（单萜和倍半萜，如樟脑、沉香醇、松油醇等），并含多种甾体皂苷，还含β谷甾醇、豆甾醇、龙脑苷、单糖、低聚糖、28种微量元素。

性味归经：味甘、微苦，性微寒，入心、肺、胃经。

功效主治：养阴润肺，生津益胃，清心除烦。主治肺燥干咳、虚痨咳嗽、津伤口渴、心烦失眠、内热消渴、肠燥便秘等症。

用法用量：煎服10～15克，亦可入丸散、熬膏用。干鲜品均可口含润咽喉用。

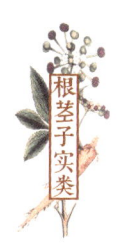

[成分功效]

实验证明,麦门冬有提高机体耐缺氧能力的作用。口服浸泡麦门冬水有降血糖作用,并促使胰脏细胞恢复,肝糖原较对照组有增加趋势。麦门冬研成细粉,对白色葡萄球菌、大肠杆菌等有某些抗菌作用。此外,麦门冬还有祛痰镇咳、强心利尿作用。

[药用验方]

麦冬茶: 麦门冬30克,乌梅20克,煮水代茶饮。本品具有益胃养阴、生津止渴的作用。适用于糖尿病口渴多饮、饮水而不解渴、烦躁乏力等症。

长春益寿丹: 麦门冬、天门冬、大熟地、山药、牛膝、大生地、杜仲、山茱萸、茯苓、人参、木香、柏子仁、五味子、巴戟天各60克,炒川椒、泽泻、远志、石菖蒲各90克,菟丝子、肉苁蓉各120克。诸药烘干研末,制成水蜜丸,如梧桐子大。每次服30丸,每天清晨空腹以淡盐温开水送下。本方具有补肝肾、强腰膝、养精血、益心志的功效。主治神衰力弱、腰酸体倦、头晕目眩等症。

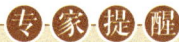

外感感冒风寒、痰饮湿浊咳嗽,以及脾胃虚寒泄泻者忌服麦门冬。

春砂仁
——开胃理气

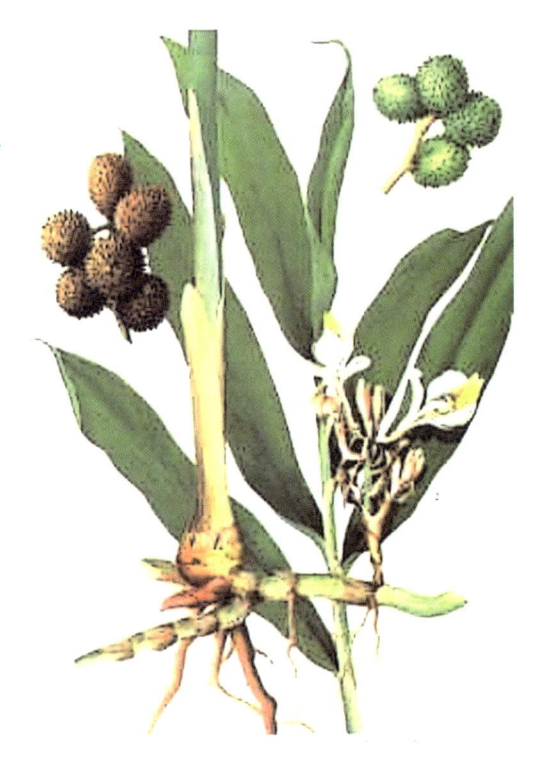

主要成分：龙脑、乙酸龙脑酯、樟脑、柠檬烯、莰烯、蒎烯等。

性味归经：性味辛温，入脾、胃、肾经。

功效主治：行气和中、开胃消食、温脾止泻、理气安胎。主治食欲不振、胃腹胀痛、恶心呕吐、肠炎痢疾、胎动不安等症。

用法用量：每次用砂仁3～6克，大剂量可用至30克。水煎服，入煎剂宜后下。或研细末服。

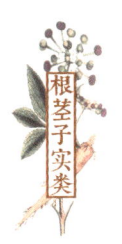

〖成分功用〗

从阳春砂、绿壳砂、海南砂挥发油中共鉴定出29种成分。缩砂仁含挥发油1.7%～3%,主要为龙脑、乙酸龙脑酯、樟脑、柠檬烯、苡烯、蒎烯等。另含皂苷及无机成分。实验证明,小量砂仁煎剂能使兔离体小肠紧张性降低,这种舒张效应可被乙酰胆碱所拮抗。阳春砂煎剂使豚鼠、大鼠小肠肠管的收缩力加强,大剂量时对肠管有抑制作用,使之张力降低,振幅减少。阳春砂煎剂对乙酰胆碱和氯化钡引起的大鼠小肠紧张性、强直性收缩有部分抑制作用,其挥发性成分可使兔肠管轻度兴奋然后转入明显抑制作用,张力降低,收缩频率减慢,振幅减少,并随浓度不同能部分或完全拮抗乙酰胆碱、氯化钡引起的肠管兴奋或痉挛。砂仁煎剂还能增进肠道运动。砂仁能明显抑制血小板聚集。

〖食用方法〗

砂仁粥:砂仁5克,研为细末,与大米60克加水共煮粥,加少许食盐、香油即可。本品具有健脾开胃的作用。适用于食欲不振、胃脘饱胀等症。

〖药用验方〗

香砂六君汤:广木香3克(后下),春砂仁4.5克,陈皮4.5克,制半夏9克,党参12克,白术9克,茯苓9克,甘草3克,水煎服。本方具有健脾和胃、理气止痛的功效。主治脾胃虚弱、纳呆、嗳气、脘腹胀满或疼痛、呕吐泄泻等症。

香砂养胃丸:每服9克,每日早晚各一次,温开水送服。如无成药,可按下方配剂:广木香2.4克,春砂仁3克,党参12克,白术12克,苍术9克,厚朴6克,陈皮3克,香附6克,蔻仁3克,云苓、生姜各6克,甘草6克,大枣5枚,水煎服。本方具有补气健脾、养胃燥湿的功效。主治食少便溏、脘腹胀满、四肢乏力、面色萎黄等症。

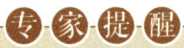

砂仁辛散温燥,阴虚火旺者不宜服用。

黄葛根

——解肌透疹
附：葛花

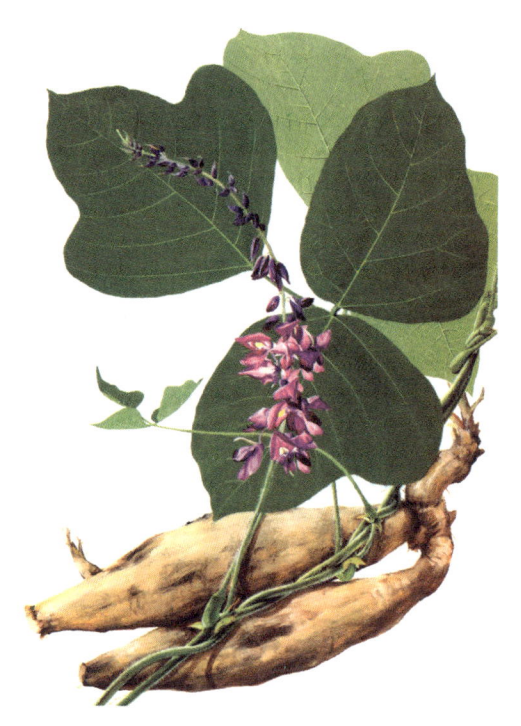

主要成分：淀粉及黄酮类物质，叶含山柰醇鼠李糖苷、刺槐苷、腺嘌呤及氨基酸。

性味归经：味甘辛、性平，入脾、胃经。

功效主治：解肌退热，生津止渴，透发斑疹，升阳止泻，养心通脉。主治麻疹初起疹出不透、热病口渴、头痛项强、消渴胸痹、腹泻痢疾等症。现代又用于高血压引起的颈项强直和疼痛及心、脑血管病、突发性耳聋等症。

用法用量：每次用10～30克，大剂量可用至60克，水煎服；亦可用鲜品捣汁、煮食服。解表、透疹、生津宜用生葛根；止泻多用煨葛根。

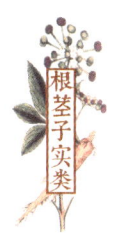

[成分功效]

葛根含淀粉及黄酮类物质，叶含山奈醇鼠李糖苷、刺槐苷、腺嘌呤及氨基酸。其黄酮类成分包括大豆黄酮苷、葛根黄素、葛根黄苷、大豆黄酮及多量淀粉。葛根黄酮能增加脑及冠状动脉血流量，降低心肌耗氧量，对脑血管有一定的扩张作用，有温和的降压作用及改善高血压动脉硬化病人脑循环和外周循环的作用，对垂体后叶激素引起的急性心肌缺血有保护作用。动物实验表明，葛根水煎剂对痢疾杆菌有抑制作用。葛根浸剂给家兔灌胃，对因注射过期伤寒混合菌苗引起的发热有明显的解热作用。葛根所含大豆黄酮具有镇痉作用，对小鼠等的离体肠管有罂粟碱样解痉作用。葛根煎剂给家兔口服，有降血糖作用、解热作用和雌激素样作用。

[食用方法]

葛根粥：葛根30克，大米60克，加适量清水熬成粥，入精盐调味即可。本品具有解肌生津的作用。适用于小儿感冒发热、口渴、头痛、呕吐、惊悸、夜啼等症。

[药用验方]

葛根黄芩黄连汤（《伤寒论》）：葛根9克，黄芩9克，黄连6克，甘草3克，水煎服。本品具有解表清热的功效。主治外感表证未解、热邪入里、身热、下痢臭秽、肛门灼热感、胸脘烦热、口干作渴、喘而汗出、苔黄脉数等症。

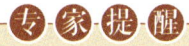

1. 阴虚火炎或上盛下虚者慎用葛根。
2. 虚寒体弱者慎用葛根。

葛 花

葛花为葛的未开放的花蕾。性味甘平。具有解酒醒脾的功效。主治由饮酒过度引起的头痛、头昏、烦渴、胸膈饱胀、呕吐酸水等症。可与人参、白蔻仁、橘皮等配伍，如葛花解醒汤。用量3～12克，煎服或入丸散。

五味子
——补虚固涩

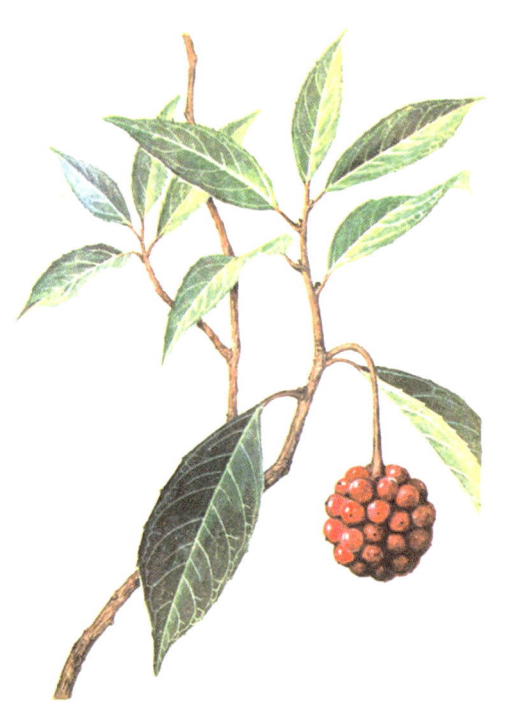

主要成分：蛋白质、脂肪、葡萄糖、芸苔素、多种维生素、胡萝卜素、粗纤维、尼克酸、黄酮醇、花白苷、绿原酸，以及钙、磷、铁等成分。

性味归经：性凉，味甘，入肝、胃、小肠经。

功效主治：健胃益肾，通络壮骨，清热利湿，缓急止痛。主治湿热黄疸、消化道溃疡疼痛、脘腹拘急疼痛、关节不利、虚损、发育迟缓、久病体虚、肢体痿软无力、耳聋健忘等症。

用法用量：做凉菜、绞汁饮、炒食，一般用200～300克。

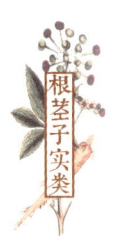

〔成分功效〕

五味子含木脂素类成分五味子素、去氧五味子素、五味子醇、五味子酯甲等化合物。挥发油的主要成分为萜类成分。另含有大量糖分、苹果酸、枸橼酸、酒石酸、树脂状物质、维生素 C、鞣质、铁、锰、硅、磷、甾醇、游离脂肪酸、蛋白质、脂肪、还原糖、总花青素类及有机酸等。五味子挥发油、醇提物及五味子醇乙可以延长戊巴比妥钠睡眠时间。五味子醇甲、乙,五味子甲素、乙素能够明显促进肝糖原的生成。五味子乙醇提取物对大鼠慢性肝损伤有保护作用。五味子能增强中枢神经系统的兴奋与抑制过程,增大神经过程的灵活性,促进二种神经过程的相互平衡;能改善人的智力活动,提高工作效率。五味子能够调节心血管系统血液循环,对不正常血压有调整作用,对循环衰竭者,升高血压作用颇为显著;对蛙心有强心作用,使心脏收缩有力,舒张完全而显著;对呼吸有兴奋作用,并有明显止咳、祛痰作用。五味子还能调节胃液分泌,促进胆汁分泌,调节糖代谢,兴奋子宫,改善视力及听力,扩大视野,提高皮肤感受器的辨别力。其煎剂对人型结核杆菌、金黄色葡萄球菌有较强抑制作用。其种子所含五味子乙素等四种成分能明显降低四氯化碳引起的动物谷丙转氨酶升高,并对肝细胞有一定保护作用。

〔用法用量〕

五味子煎服用 3~9 克,大剂量可用至 15 克。研末服用 1~3 克。生药亦可入丸散剂或煎膏、浸酒服。

〔食用方法〕

五味子膏: 五味子 250 克,加水适量,煎熬取汁,浓缩成稀膏,加蜂蜜 250 克,以小火煎沸,待冷备用。每次服 2 汤匙,空腹时用沸水冲服。本品具有敛肺涩精的作用。适用于肺虚喘咳、短气或肾虚遗精、滑精、虚羸少气等症。

〔药用验方〕

生脉散: 人参 10 克,麦门冬 15 克,五味子 6 克,加水煎汤服。本品具有益气养阴的功效。主治体倦自汗、短气懒言、口渴咽干、脉虚无力或久咳伤肺、气阴两伤、口干舌燥、干咳短气、自汗等症。

五味子散: 五味子 18 克,吴茱萸 6 克,一同炒香,研为细末,每日 2 次,每次 6 克,米饮送服。本品具有温中止泻的功效。主治因脾肾虚寒所致的腹泻、久泻不止等症。

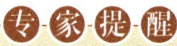

1. 五味子酸涩收敛,凡表邪未解、内有实热、食滞作泻及反酸较重的患者均不宜服用。

2. 咳嗽初起及麻疹初发者均不宜用五味子。

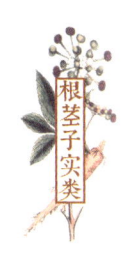

花槟榔

——消积驱虫
附：大腹皮

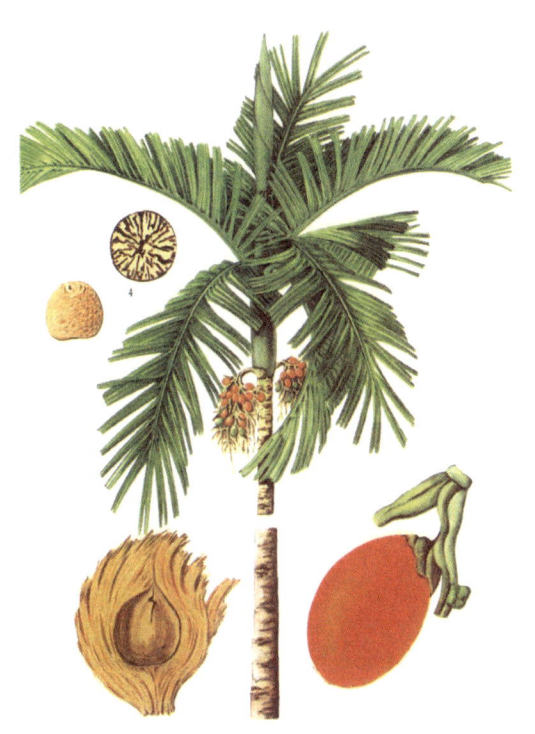

主要成分： 槟榔油（油中脂肪酸主要有月桂酸、肉豆蔻酸、棕榈酸、硬脂酸、油酸、亚油酸）、氨基酸和槟榔碱、槟榔次碱、去甲槟榔碱，以及鞣质、槟榔红色素等成分。

性味归经： 味苦、辛，性温，入胃、大肠经。

功效主治： 行气消积，降气行水，杀虫截疟。主治肠寄生虫病（驱杀绦虫、姜片虫、钩虫、蛔虫、蛲虫等多种肠寄生虫）、食积气滞、腹胀便秘、泻痢后重等症。

用法用量： 水煎服10～15克。驱绦虫、姜片虫用30～100克。

〖成分功效〗

槟榔的水煎醇沉液对肝吸虫有明显的体外抑虫作用。槟榔煎剂具有促使小鼠体内血吸虫肝转移的作用。体外实验表明，浓度为30%的槟榔煎剂可使犬短小绦虫强直乃至死亡。1%~2%的去鞣酸的槟榔提取物可使猪肉绦虫、牛肉绦虫与短小绦虫呈弛缓性麻痹，作用部位可能在虫的神经系统而不在肌肉。体内实验表明，槟榔与南瓜子均能引起绦虫瘫痪，配合使用有协同作用。槟榔碱具有兴奋M-胆碱受体的作用，也能兴奋N-胆碱受体，而对中枢神经系统尚有拟胆碱作用。此外，槟榔水浸剂尚有抗病原微生物的作用。

〖药用验方〗

嚼槟榔片：花槟榔片三片，于每餐饱后嚼一片，嚼碎后用温开水送服。本方具有行气消积的作用。适用于脘腹饱胀、餐后胀甚、消化不良者。

槟榔驱虫汤：槟榔30~100克水煎，南瓜子50克研粉。先服南瓜子粉，2~3小时后服槟榔煎剂（10岁以下儿童槟榔用量为30克，成人为100克），再过1小时服50%硫酸镁60ml，即可泻下绦虫。据药理研究，二者合用治疗猪带绦虫病和牛带绦虫病，驱虫率达100%。

〖传说趣事〗

中国式口香糖：中药槟榔是著名的四大南药（槟榔、益智仁、砂仁、巴戟天）之一。我国南方诸省居民（尤其是黎族、傣族等少数民族）有嚼吃槟榔的习俗。有一首民歌这样唱道："高高的树上结槟榔，谁先采到谁先尝。"因为嚼食时味道先苦后清甜，越嚼越有味，所以有人趣称槟榔为"中国式口香糖"。

槟榔醒酒消食：在南北朝时期，槟榔被民众广泛用于醒酒消食。《南史·列传》记载宋武帝名臣刘穆之的一则轶事：刘穆之少时家贫，但好酒食，屡上妻兄处乞酒，妻江氏屡劝不止。一日妻兄家办喜事，刘穆之不顾妻子劝告前去，自然免不了去妻兄处喝酒。酒足饭饱之后，刘穆之向妻兄乞槟榔消食。江氏兄弟戏之曰："槟榔消食，君乃常饥，何忽需此？"刘穆之的妻子听后深以为耻，回家后暗剪秀发出售，将卖头发的钱设宴，回请兄弟，以挽回一些颜面。后来刘穆之做了丹阳尹，某日设宴招待妻兄弟，待其醉饱后，令仆以金盘满盛槟榔奉上。

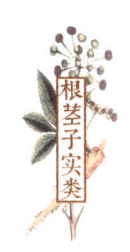

槟榔有四大功效：宋朝罗大经在《鹤林玉露》一书中讲岭南人喜嚼食槟榔以代茶，说槟榔有预防瘴气的作用。他初到岭南时一点也不能嚼食槟榔，后来能稍微吃一点，再后来就一天也离不开槟榔。他总结槟榔的作用有四：一是能使清醒的人变醉，二是能使喝醉的人清醒，三是饥饿时吃它能充饥，四是吃饱了以后吃它能消化食——"醒能使之醉，醉能使之醒，饥能使之饱，饱能使之饥"。为什么会这样呢？这是因为人在嚼食槟榔时，面颊发红，像火烤，就像喝醉酒一样，如苏东坡所云："红潮登颊醉槟。"而在醉酒后嚼食槟榔，由于槟榔能够顺气，使醉意很快消失，而发挥醒酒的作用；当饥饿时嚼食槟榔，很快会感到气力倍增，如吃饱饭的感觉；但如果是在吃饱饭以后嚼食槟榔，又能帮助饮食消化，不会造成食积。

嚼食槟榔的习俗之广，就连清朝宫廷中亦曾受到影响。光绪十一年（1885年）七月，清宫御医就曾为慈禧太后专门加工了两种"法制槟榔片"。嚼食槟榔片具有理气和中、醒脾开胃的作用，系针对慈禧太后脾胃不健之疾而特地研制的。

> **专家提醒**
> 1. 脾胃虚弱、泄泻者不宜食用槟榔。
> 2. 槟榔不宜多食。过量食用槟榔会引起流涎、呕吐、昏睡，甚至惊厥等副作用，故不论作果品嚼食或作药用，均应适量。

大腹皮

大腹皮为棕榈科植物槟榔的果皮。12月至次年5月采收成熟果实，剥去外果皮与内果皮硬壳，留中果皮纤维，煮后干燥，打松，晒干，习称"大腹皮"。大腹皮呈半椭圆形，似瓢状，黄白色或淡棕色，可见附着的外果皮及内果皮碎片。其体轻，质柔韧，无臭，味淡。主产于我国广东、海南、福建、云南、台湾等地。

大腹皮味辛性微温，归脾、胃、大肠、小肠经。有下气宽中、行水消肿之功效。主治脘腹痞胀、大便不爽、水肿、脚气、小便不利等症。水煎服，5～10克。阴虚津伤者忌用。

土茯苓
——梅毒要药

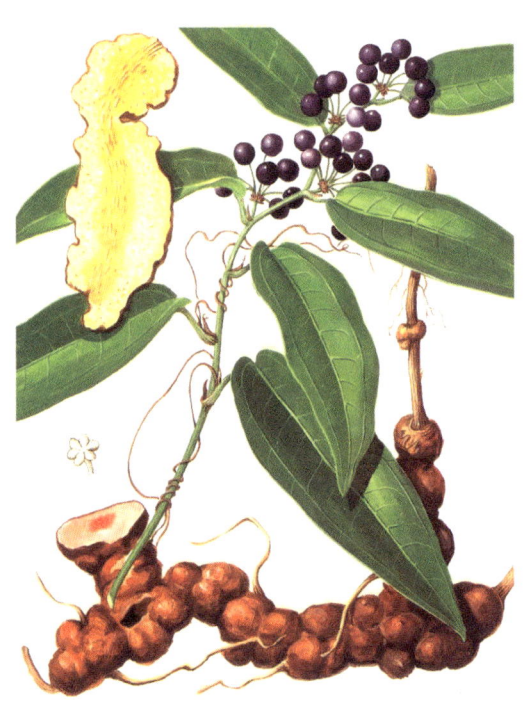

主要成分：皂苷、鞣质、树脂、阿魏酸、莽草酸、β谷甾醇等。在醚溶性部分中分得落新妇苷、异黄杞苷、琥珀酸、胡萝卜苷、棕榈酸等。

性味归经：味甘淡性平，入肝、胃、肾经。

功效主治：具有除湿解毒、通利关节的功能。主治梅毒恶疮、痈肿溃烂、筋骨拘挛、汞中毒等症。

用法用量：煎服，用量15～60克。

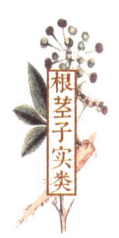

〔食用方法〕

土茯苓瘦肉汤：土茯苓160克，瘦猪肉100克，加水煮汤。本品具有除湿解毒、通利关节的作用。适用于梅毒或因梅毒服汞剂而致肢体拘挛者。

〔药用验方〕

银屑灵冲剂（《中国药物大全·中药卷》）：处方：土茯苓、菝葜。功能与主治：利湿清热，解毒消肿，祛风止痒。用于银屑病属湿热者，起病较急，皮肤呈斑片状，色暗红，有云母状银白色鳞屑，基底潮红肿胀，新疹不断出现，旧疹继续扩大，边界清楚，瘙痒。用法与用量：开水冲服，1次1袋（每袋装15克），每日2～3次（注意：忌食辛辣发散食物。病久阴伤血燥者不宜服用）。

〔传说趣事〕

梅毒要药土茯苓：过去有一些好淫的人，患有杨梅毒疮，医生常规用轻粉医治，愈而复发，久则肢体拘挛，变为痈漏，延绵岁月，竟致废笃。传说有一个染上梅毒的人自知无可医治，又羞于见人，乃穴居山野以度残生，渴饮山泉水，饥食野果，生啖山地粟，数月后病竟奇迹般地痊愈恢复如初。总结经验认为山地粟有治杨梅毒疮的功效。遂喜传此法于世，戒恶习，潜心习医，后来成为当地名医，救济众生。这个故事中的"山地粟"，实为中药土茯苓之别名。该药入药较晚，张山雷说："自濒湖《纲目》，始以药入本草。"即自李时珍《本草纲目》才开始把土茯苓收入药书中。宋·苏颂《本草图经》始有"施州土人用以敷疮颇效"。

土茯苓名称由来：土茯苓药材来源于百合科植物光叶菝葜的干燥根茎。该植物蔓生如莼，被称为过山龙、过岗龙者，乃言其藤藤相接，攀援而至满山之意。其根茎呈块状而不规则，其结节状隆起如盏连缀，大若鸡卵，半在土中，皮如茯苓，故得名土茯苓。

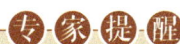

土茯苓淡渗之性，易于伤阴，肝肾阴亏者不宜服用。

石菖蒲
——水草精英

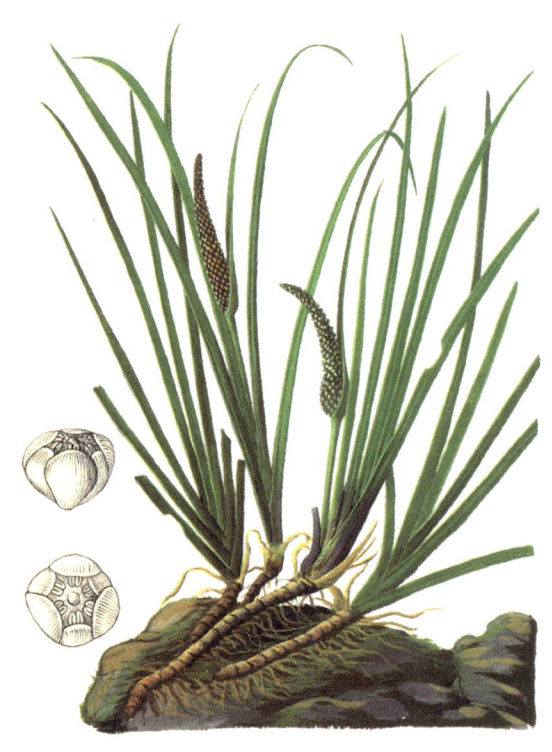

主要成分：蛋白质、脂肪、碳水化合物、灰分、钙、磷、铁等。

性味归经：味甘、咸，性微寒，入脾、胃、肾经。

功效主治：补肾滋阴，养血润燥，益气消肿。主治温病热后，热退津伤，口渴喜饮；肺燥咳嗽，干咳少痰，咽喉干痛；肠道枯燥，大便秘结；气血虚亏，羸瘦体弱。

用法用量：熟食、煎汤或入丸剂，用量100～500克。

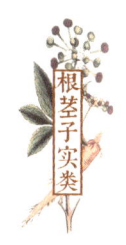

〖成分功用〗

石菖蒲主要含挥发油，其中主要为细辛醚、细辛醛、甲基丁香酚等成分。

药理作用芳香开窍，逐痰去浊。其原理为：镇静、健胃（促进消化液分泌）、镇痛（解除肠管平滑肌痉挛）、利尿。体外实验对多种皮肤真菌有不同程度的抑制作用。

〖用法用量〗

常用量6~10克，鲜品加倍。外用适量。

〖食用方法〗

菖蒲茶：菖蒲10克，腊梅花3克，桔梗6克，沸水浸泡代茶饮。本品具有清利咽喉的作用。适用于声音嘶哑而见喉炎或声带水肿者。

〖药用验方〗

安神补心丸（《中华人民共和国药典》）：处方：丹参300克，五味子（蒸）150克，石菖蒲100克，安神膏560克。功能与主治：养心安神。用于阴血不足引起的心悸失眠、头晕耳鸣等症。

〖传说趣事〗

石菖蒲被誉为"神仙灵药"：石菖蒲曾作为古代道家或仙家重要的服食药物。如《神仙传》载有"久服轻身，不忘，不迷惑，延年，益心智，高志不老"。菖蒲即常见的水草植物蒲类，具有很高的观赏价值，与兰花、菊花、水仙并称为"花草四雅"。宋代苏轼用诗赞美菖蒲："碧玉碗盛红玛瑙，青盆水养石菖蒲"，"斓斑碎石养菖蒲，一勺清泉半石盂。"古代医家、道家颇为推崇菖蒲，称菖蒲为"水草之精英，神仙之灵药"。

一坛菖蒲酒卖五品官：山西省垣曲县出产菖蒲酒，已有2000多年的历史，被历代宫廷列为端阳节必饮的御用酒浆。其味清香逸远，醇和可口，甜而不腻，饮后令人神清气爽。因此，历代皇家都视菖蒲酒为稀世琼浆，滋补玉液。到了明代，每到农历五月初五端阳节，皇帝除了自己饮用外，还赐给官宦内臣一起品尝。垣曲菖蒲酒采用了九节菖蒲这种名贵药材，制作高级滋补药酒。《本草纲目》云："菖蒲酒，治三十六风，一十二痹，通血脉，治骨痿，久服耳目聪明……"足见菖蒲酒有抗衰老和强身健体之效。

《后汉书》中记载有这样一个真实的故事：有个叫孟佗的人极想当官，但又缺才无功，于是不惜重金买了一坛菖蒲酒，送给当朝宰相张让。张让收到后喜形于色，当即下令，封孟佗为凉州五品刺史。一坛菖蒲酒换来五品刺史的官职，可见菖蒲酒之身价不凡。"评酒家"傅杰先生，曾为菖蒲酒写过一首赞美诗，诗曰："名酒溯源肇炎汉，历代曾闻列御膳。琼浆玉液庆延龄，盈轶连牍见经传。"

水草精英治尿频症：传说宋代名人陆游与唐琬婚后不久，新娘即患尿频症，昼夜排尿不止。其好友名医郑樵来访，见新娘形色憔悴，为她诊治。用石菖蒲与黄连等分研末，用酒冲服，数日后，病症全消。陆游很感激郑樵用石菖蒲治好了妻子的病，于是写下了一首《石菖蒲》表示谢意："雁山菖蒲混山石，陈叟特来慰幽寂；寸根蹙密九节瘦，一拳突兀千金值。"

菖蒲治愈口疮案：明末清初名医傅青主治疗心火郁热所致口舌生疮与治疗唐琬之尿频症用药有相同之处：用菖蒲3克，黄连6克，水煎服，一剂而愈。傅青主指出："此方不奇在黄连，而奇在菖蒲，菖蒲引心经之药（心开窍于舌，舌为心之苗），此所以奏功如响也。"

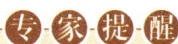

石菖蒲性燥，对于阴虚阳亢、烦躁汗多者均不宜食用。

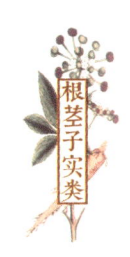

天 麻
——温中补虚

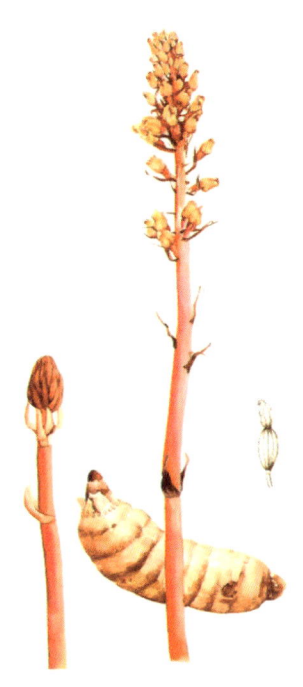

主要成分： 蛋白质、脂肪、多种维生素，以及钙、磷、铁、镁、钾、钠、硫等成分。

性味归经： 性温，味甘，入脾、胃经。

功效主治： 温中益气，补脾养血，活血调经，补精填髓，强壮筋骨。主治虚劳羸瘦，病后体虚，食少乏力，反胃腹泻，头晕心悸，水肿消渴，小便频数，崩漏带下，产后乳少，病后体弱。

用法用量： 炒食、煮食、蒸食或炖汤，适量食用。

〔成分功用〕

天麻含香荚兰醛、香荚兰醇、苷类、结晶性中性物质、微量黏液质及生物碱等成分。

现代研究：小鼠腹腔注射天麻水煎液能使其自发活动明显减少，且显著延长戊巴比妥钠或环己烯巴比妥钠所引起的小鼠睡眠时间。给小鼠腹腔注射天麻浸膏，具有明显对抗戊四氮所致的阵挛性惊厥作用，但对士的宁所致的惊厥作用不明显。天麻注射液皮下给药，对醋酸所致小鼠腹腔毛细血管通透性增加有显著抑制作用，并且对 5-HT 和 PGE 引起的大鼠皮肤毛细血管通透性增加亦有抑制作用。腹腔注射天麻注射液，可抑制二甲苯所致耳部炎症，对足肿胀亦有抑制作用，但不能抑制大鼠巴豆油性囊肿，多次用药可增加脾脏重量。给小鼠腹腔注射天麻注射液，可增强其巨噬细胞的吞噬功能及血清溶菌酶活力。天麻注射液对小鼠特异性和非特异性免疫均有增强作用。天麻可以增强耐缺氧能力，有轻度降压作用，且可拮抗 5-HT 引起的牛脑基底动脉的致痉作用。

〔性味功效〕

天麻性味甘平，入肝经。具有平肝、熄风、止痉的功效。主治肝风内动，惊痫抽搐，肝阳上亢所致的眩晕、头痛、风湿痹痛及肢体麻木、手足不遂等症。

〔用法用量〕

一般用 3~10 克，水煎服。或研末吞服，每次 1~3 克，或入丸散。

〔食用方法〕

天麻煨鸡汤：天麻 30 克，母鸡 1 只。制法：鸡去内脏，将天麻放入鸡腹中，鸡入砂锅，加清水用文火煨至鸡烂透，饮汤吃肉，每周一次，连续 3 周。本品具有补益气血的作用。适用于气血不足所致的头晕目眩、体乏无力等症。

〔药用验方〕

天麻钩藤饮（《杂病证治新义》）：天麻 9 克，钩藤 18 克（后下），石决明 18 克（先煎），栀子 6 克，黄芩 9 克，杜仲 12 克，牛膝 15 克，夜交藤 12 克，茯神 9 克，益母草 15 克，桑寄生 15 克，水煎服。本方具有平肝熄风、清热凉血、补益肝肾的功效。主治肝阳上

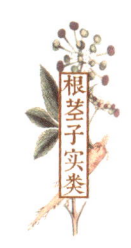

亢及肝风上扰所致的头痛、眩晕、失眠等症。

[传说趣事]

神箭天麻的传说： 传说，远古时代神农氏到深山采药，不小心摔到在地。他刚要爬起来，忽见翠绿的草丛中有一棵长得奇特的植物，这棵植物赤褐色的茎杆上，没有一片绿叶，似箭杆插在地里。他伸手拔起，带出黄褐色的块茎。带回去煮了几个吃，发现此种植物的块茎能治很多疾病。神农氏认为这是神箭的遗留物，就称之为"神箭"。因茎杆为赤色，又称"赤箭"。这种植物就是天麻。宋代科学家沈括在《梦溪笔谈》中指出："赤箭，即今之天麻也。"

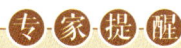

天麻易发霉生虫，应放置在阴凉、干燥、通风处保存。

白及粉

——收敛止血

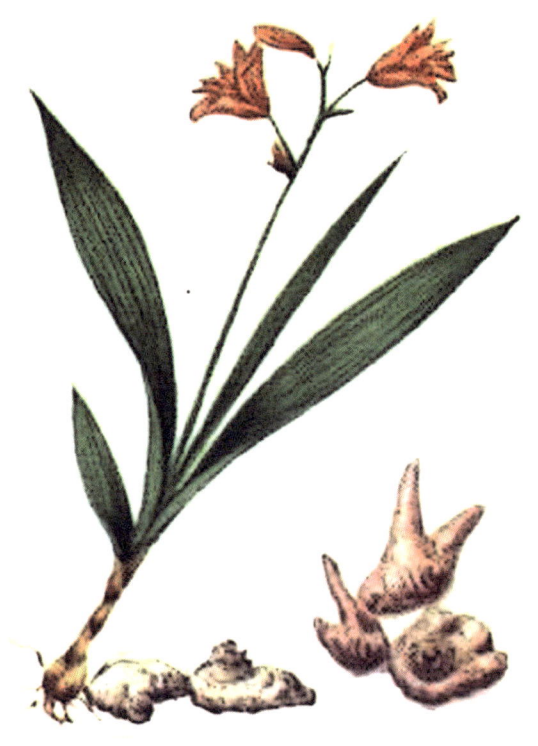

主要成分：白及胶质（由甘露糖和葡萄糖组成的葡配甘露聚糖），淀粉、葡萄糖、挥发油及黏液质等成分。

性味归经：味苦甘涩，性微寒。入肺、肝、胃经。

功效主治：收敛止血，消肿生肌。主治咯血吐血，外伤出血，疮疡肿毒，皮肤皲裂，肺结核出血，溃疡病出血。外敷治疗痈肿、烫伤、皮肤燥裂等症。

用法用量：粉剂3～6克，入煎剂6～15克，大剂量可用至30克，外用适量。

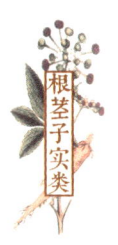

[成分功效]

白及块茎中含有白及胶质（由甘露糖和葡萄糖组成的葡配甘露聚糖），白及新鲜块茎中还含有淀粉、葡萄糖、挥发油及黏液质等成分。

白及止血功效卓著： 动物实验证明，家兔内服白及的煎液，可明显缩短出血时间，具有止血作用；白及还对兔的肝脏、犬的肝脏及股动脉的出血有明显止血作用。白及的水浸出物敷在动物创伤表面时，可以使创面自行粘合，出血立即停止。白及的止血作用与其所含有的胶状成分有关。白及的块茎富含有黏液质，白及细粉或白及经煎煮均可得到胶状液体，局部应用有较好的止血作用。研究发现，白及止血作用的机制在于可显著缩短凝血酶原在凝血过程中的转化，加速红细胞沉降率，对毛细血管缺损起到修补功能，白及胶浆还能促进创面生长和愈合。

[食用方法]

白及瘦肉汤： 白及10克切片，瘦猪肉200克，煮汤，调味服食。本品具有补中益肺、收敛止血的作用。适用于肺结核、支气管扩张、咳嗽咯血者。

[药用验方]

白及止血汤： 白及15克，乌贼骨15克，白芍10克，棕榈炭20克，大小蓟15克，当归10克，阿胶10克（烊化），藕节15克，党参10克，黄芪20克，水煎服。本品具有收敛止血的功效。主治溃疡出血、咳嗽咳血等症。

羊胆丸（《中华人民共和国药典》）： 处方：羊胆干膏53克，百部150克，白及200克，浙贝母100克，甘草60克。本品具有止咳化痰、止血的功效。主治咳嗽、痰中带血及百日咳等症。用法与用量：口服，1次3克，每日3次。应用参考：本方清热而不过分寒凉，清中有补，润中有燥。

[传说趣事]

死囚传止血秘方： 《夷坚志》记载：台州狱吏对一个死囚颇怀怜悯之心，使该囚犯很受感动。囚犯告诉狱吏说：我七次犯重罪，屡遭刑讯拷问，使肺部受伤以至于呕血。多亏有人曾传我秘方，我靠此方止血恢复健康。具体方法是用白及为末，米饮调服，止血效如神。后来囚犯被凌迟处死，其胸部被剖开后，看见肺部有十余处被伤的窍穴，都已经被填补，白及药的颜色还没有改变。狱吏牢记此方，后转告其友洪贯之。洪贯之在赴任洋州途中，用白及末治愈咳血不止、肺部出血、生命垂危的侍卒，挽救了侍卒的性命。

白及名称由来：李时珍在《本草纲目》中说：白及"其根白色，连及而生，故名白及"。

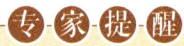

白及不宜与乌头类药材同用。

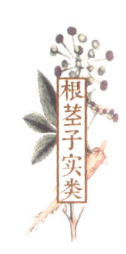

参三七
——活血止痛

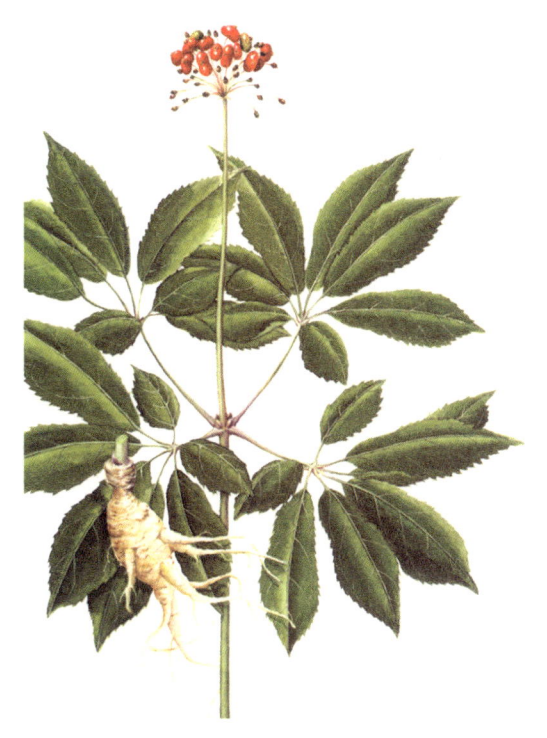

主要成分：皂苷类、黄酮类、生物碱类、多肽类、多糖类及挥发性成分等。

性味归经：三七味甘微苦性温，归肝、胃经。

功效主治：散瘀止血、消肿定痛。主治各种出血及跌打损伤、瘀滞肿痛等。三七的特点是止血而不留瘀，散瘀而不伤血，并能消肿止痛。无论内服外用，单味复方都有较好疗效。

用法用量：治疗用量3~6克，保健用量0.5~1克。临床多研粉用水冲服，或入丸散。外用适量，磨汁外涂，也可研末掺散或调敷。

[成分功用]

　　三七所含皂苷主要为人参皂苷和三七皂苷及七叶胆皂苷。此外，尚含蛋白质、脂肪油、挥发油、树脂、核苷、游离氨基酸、β谷甾醇、胡萝卜素和钙离子等成分。

　　三七的药理作用：三七根的温浸液、三七粉和三七水提物，均可缩短凝血时间和凝血酶原时间而有止血作用。三七中的人参三醇皂苷类，对中枢神经有兴奋作用，能提高脑力和体力活动，表现出抗疲劳等效应；而其所含的人参二醇皂苷类，则对中枢有抑制作用，表现为镇静、安定与催眠的作用。三七的地上部分如叶和花中含人参二醇皂苷较多，作用以中枢抑制为主；地下部分含人参三醇皂苷较多，以中枢兴奋为主。三七根总皂苷与三七叶总皂苷都有明显的镇痛作用。三七根总皂苷能明显降低动脉血压和外周血管阻力，增加心输出量和减慢心率，降低心肌耗氧量。三七绒根提取物并可抗脑垂体后叶素和心脏纤颤引起的冠脉缺血。三七根总皂苷对家兔失血性休克及肠道缺血性休克有一定疗效，对心律失常之心脏有保护作用。三七粉能降低血中胆固醇、甘油三酯的含量。三七皂苷 C 对糖原的合成或分解、糖的氧化利用，显示出双向性调节作用。三七总皂苷可促进肝脏脱氧核糖核酸和血清蛋白质的合成，使小鼠心肌细胞 cAMP 含量升高，cGMP 含量降低。

[食用方法]

　　三七炖猪心：三七 10 克，猪心 1 只，调料少许。将三七与猪心同煮 1 小时，食肉喝汤。本品具有益气活血、化瘀止痛的功效。适用于冠心病、体乏无力、胸闷不适者。

[药用验方]

　　云南白药（《卫生部药品标准·中成药成方制剂》）：处方：三七、麝香、草乌等。此方为保密处方。功能与主治：化瘀止血，活血止痛，解毒消肿。用于跌打损伤、瘀血肿痛、吐血、咯血、便血、崩漏下血、疮疡肿毒，以及及软组织挫伤，闭合性骨折，支气管扩张及肺结核咯血，溃疡病出血，皮肤感染性疾病等。性状：散剂或胶囊剂。用法与用量：刀枪跌打诸伤，无论轻重，出血者用温开水送服，瘀血肿痛与未流血者用酒送服。妇科各症，用酒送服；但月经过多，红崩，用温开水送服。毒疮初起，服 0.25 克，另取药粉用酒调匀敷患处；如已化脓，只需内服。其他内出血各症均可内服。散剂，口服，1 次 0.25～0.5 克，每日 4 次（2～5 岁按 1/4 剂量服用，5～12 岁按 1/2 剂量服用）。胶囊剂，口服，1 次 1～2 粒，每日 4 次。凡遇较重的跌打损伤可先服保

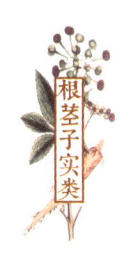

险子1粒，轻伤及其他病症不必服。注意：孕妇忌用。服药1日内，忌食蚕豆、鱼类及酸冷食物。应用参考：本品用于各种出血、外伤、炎症、术后伤愈、妇科疾病、冻伤，亦有用于消化性溃疡、带状疱疹、腹型过敏性紫癜、肺结核、梅核气、小儿脱肛等症。

[传说趣事]

陈立夫与云南白药：国民党元老陈立夫对云南白药十分赞赏。陈立夫曾在一篇文章中记述了一段往事："民国三十年（1942年），余以视察教育去昆明，当时云南主席为龙云。临行彼郊送余五里，并以上等白药十二瓶见赠。车达贵州境，经弯曲极多之高山，见一卡车翻覆，两位司机一死一伤，伤者奄奄一息，满脸是血。余忽思及白药，遂将之溶于水，强灌入口，待片刻稍息微动，小心抬入余车后座，送至盘县医院，留一名片及地址而去。不久接到司机恳人代笔谢函，始知其愈后欣喜不已。其后亲友中有重伤者，辄以白药赠之，无不获愈。去美（1950年陈立夫为蒋介石所排挤，与夫人去美国辟一小农场养鸡）尚余二瓶，复治愈一因上桌挂画跌折腰骨之友人。其后在农场工作，余以举重物而折腰，已无白药以自医。求诊于西医，越月而不愈。有此比较，深感吾祖先之伟大发明，实足以救济世人。"1992年1月16日笔者应台湾中国医药研究所陈介甫所长邀请赴台做肝胆病专题讲座，受到时年98岁高龄的陈立夫先生接见和宴请，并赠予墨宝——任重道远。当问起云南白药的故事时，陈先生重叙一篇，对云南白药大为赞赏，并道出了担任中医药发展基金会会长的由来。

三七有人参补气作用：三七与人参同属于五加科植物，三七所含的皂苷与人参相似（人参皂苷和三七皂苷），表明三七与人参同有滋补强壮作用。三七与人参在滋补强壮、补血养血、增强免疫功能、改善血液微循环和血液流变学指标等方面有相似的功效，只是度有别。三七特别适合于气虚血瘀证的中老年人。民间用三七有"生打熟补"的说法。熟三七有滋补强壮作用。熟三七即将三七切成薄片，先用文火将鸡的肥油炼成熟油，然后将三七片置于油中煎炸，以微黄为度，取出晾凉，即成。有些地方常用三七煮肉，或用三七炖蛋、炖童子鸡，作为伤科病人的调理食品进行食疗，能使病人早日康复。

专·家·提·醒

1. 三七既能止血，又能活血散瘀，孕妇及月经过多者慎用。
2. 三七性温，凡血热妄行或出血而兼有阴虚口干者，不宜单独使用，须配凉血止血药或滋阴清热药同用。
3. 血虚无瘀者忌服三七。

杜仲皮
——强筋壮骨

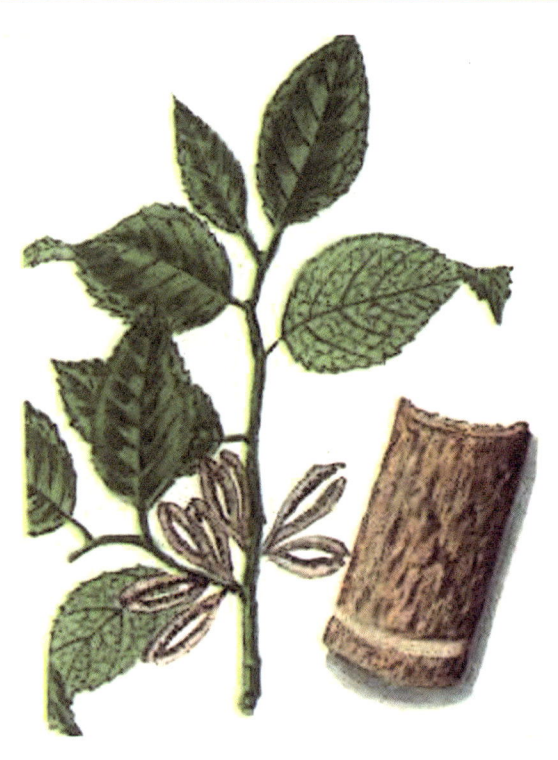

主要成分：蛋白质、脂肪、胆甾醇、维生素 B_1、维生素 B_2，以及钙、磷、铁等成分。

性味归经：味甘，水牛肉性凉，黄牛肉性温，入脾、胃经。

功效主治：健脾补胃，益气养血，强壮筋骨。主治少食痞积、消渴水肿、虚劳羸瘦、筋骨不健、腰膝痿软、面色萎黄、畏寒怕冷、手术后创口久不愈合等症。

用法用量：煮食、煎汤，或入丸剂。一般用量100～150克。

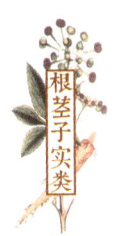

[成分功效]

杜仲含木脂素类成分,包括杜仲树脂醇双吡喃葡萄糖苷,松脂醇双吡喃葡萄糖苷,杜仲树脂单葡萄糖苷、杜仲素A、橄榄树脂素及其吡喃葡萄糖苷,杜仲胶、杜仲醇及其苷类等。尚含双烯醚萜类,如生物碱、蛋白质、多糖、有机酸、维生素及微量元素等成分。药理实验证明:杜仲有降压、镇静作用。

[用法用量]

杜仲水煎服,用6~10克,或浸酒、入丸散。

[食用方法]

杜仲酒: 杜仲100克,枸杞子60克,用黄酒1000克浸泡1个月后服。每晚服20毫升。本品具有补肾强筋的作用。适用于腰腿酸软、四肢麻木、胃寒肢冷等症。

[药用验方]

保产汤: 杜仲10克,川断10克,菟丝子10克,桑寄生10克。水煎服。本方具有补肾安胎的功效。主治胎动不安、腰酸腿软、头晕乏力等症。

[传说趣事]

脚软补肾用杜仲: 李时珍在《本草纲目》中记载用杜仲治愈脚病的医案:有一位少年新娶妻后得了腿脚发软的病,酸痛得很厉害,医生诊为脚气病,多治不好。后经孙琳诊断为肾虚脚痛,用杜仲30克,酒水各半煎服。治疗3天后就能走路,又过3天病就完全好了。孙琳认为,少年是新婚色欲过度伤肾致病,所以用杜仲,既能补肾又强筋壮骨,加少量酒活血化瘀。

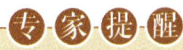

阴虚火旺者慎服杜仲。

百合
——滋阴润肺

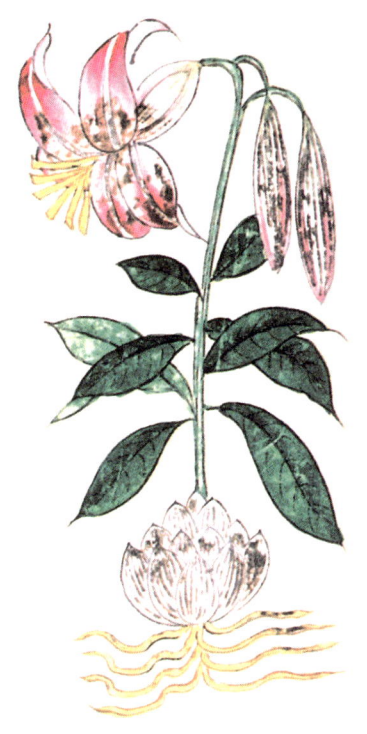

主要成分：水解秋水仙碱、淀粉、蛋白质、脂肪等成分。
性味归经：味甘、淡，性微寒，入肺、胃、心经。
功效主治：润肺止咳，清心安神。主治劳嗽咳血、心悸浮肿、胃痛、心烦不眠、神经衰弱、更年期综合征等。
用法用量：水煎用6~10克。

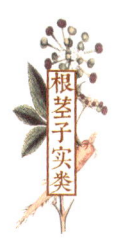

〖成分功效〗

药理作用：百合煎剂给小鼠灌胃有明显的止咳祛痰作用，并可对抗组胺引起的蟾酥哮喘，可明显延长巴比妥钠睡眠时间，可显著抑制硝基氯苯所致的迟发型过敏反应。

〖美味食单〗

百合银耳粥： 百合20克，银耳20克，枸杞子10克，大米60克。服用方法：将百合、银耳用冷水发开切碎，然后与枸杞子和大米同煮成粥，早晚食用。具有提高免疫功能、减少放化疗反应的作用。

〖药用验方〗

百合固金汤（《医方集解》）：百合24克，生地9克，熟地9克，玄参15克，川贝9克，桔梗9克，麦冬9克，白芍9克，当归9克，甘草6克。水煎服。本方具有润肺止咳的功效。主治胸闷气短、咳嗽痰稠、咯出不爽等症。

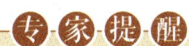

1. 百合性寒，风寒咳嗽及中寒便溏者不宜食用。
2. 百合应放置于阴凉干燥处，密闭保存。

生熟地
——滋补肝肾

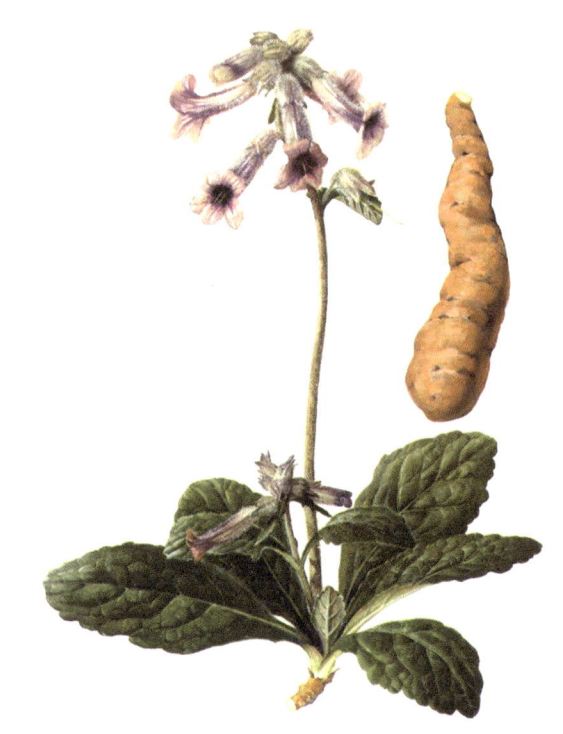

主要成分：淀粉、蛋白质、少量脂肪、B族维生素、多种有机酸、葡萄糖、麦芽糖、果糖，以及钙、磷、铁。

性味归经：性平，味甘，入脾、胃经。

功效主治：补中益气，健脾和胃，养阴生津，除烦解渴，止泻止痢。主治体虚瘦弱、热病烦渴、不思饮食、眼目昏花、筋骨不利、霍乱吐泻等症。

用法用量：煮粥、煮饭，或研粉做其他食品，一般用量为60~250克。

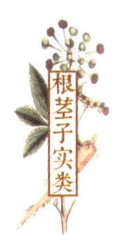

[成分功效]

熟地含有地黄素、谷甾醇、甘露醇、梓醇、糖类、苷类、多种维生素及矿物质等成分。

现代医学研究表明：熟地能促进骨髓造血细胞的增殖与分化，具有明显的补血作用。熟地还能抑制脂质氧化，具有提高氧化酶的活性作用，并能降血压、调节血脂、抑制血栓形成、改善心肌缺血。地黄能诱导免疫细胞增殖，增强其对肿瘤细胞的杀伤能力，具有明显的抗肿瘤作用。

[用法用量]

熟地水煎服用10~15克，亦可入丸剂或熬膏用，散剂较少用。止血用熟地炭。熟地黏腻，宜与健脾胃药如陈皮、砂仁等同用。

[食用方法]

熟地大枣饮：熟地10克，陈皮5克，大枣5枚，水煎代茶。本品具有健脾补血的作用。适用于贫血的辅助治疗。

[药用验方]

六味地黄丸：熟地24克，山萸肉12克，干山药12克，泽泻9克，茯苓9克，丹皮9克，水煎服。本品具有滋补肝肾的功效。主治肝肾阴虚、腰膝酸软、头目眩晕、耳鸣耳聋、盗汗遗精、手足心热、口干咽燥、舌红少苔、脉细数等症。

专家提醒

1. 熟地黏腻，有碍消化，脾胃虚弱者慎用；气滞痰多，脘腹胀满，食少便溏者忌用。
2. 应将熟地装入密封广口玻璃或塑料瓶中，放置阴凉干燥处保存。

薤白头
——宽胸通阳

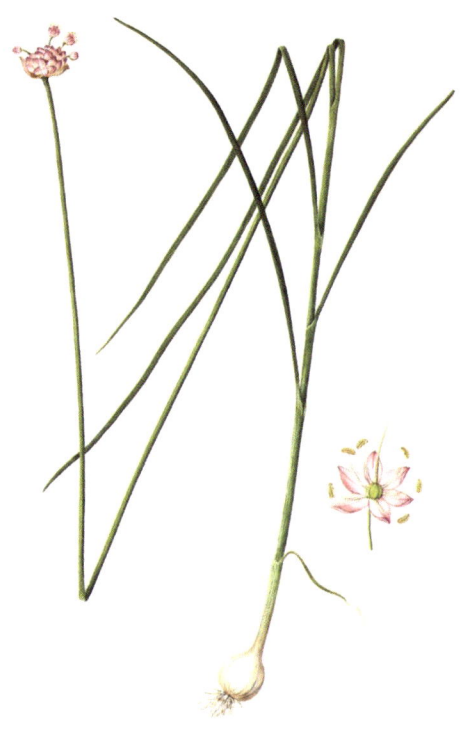

主要成分：大蒜氨酸、甲基大蒜氨酸、大蒜糖、油酸、亚油酸，此外含挥发油。性味归经：薤白性温味辛苦。入肺、心、胃、大肠经。

功效主治：温中健胃，通阳散结，理气宽胸，消食导滞。主治胸痹、胸闷、心绞痛、胁肋刺痛、饮食不消、脘腹胀满疼痛、腹泻或痢疾、泻而不畅、咳嗽等症。

用法用量：薤白每次用 10~15 克，水煎服。或入丸、散，外用捣敷或捣汁涂。鲜品 30～60 克绞汁服。亦可煮粥食。

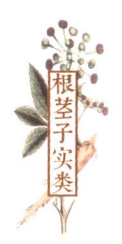

〔成分功效〕

薤白含大蒜氨酸、甲基大蒜氨酸、大蒜糖、油酸、亚油酸、挥发油。长梗薤白提取物对实验性高血脂及粥样硬化家兔具有降低血脂、抑制动脉脂质斑块形成的作用。薤白水煎剂对金黄色葡萄球菌、肺炎球菌、八叠球菌及痢疾杆菌、溶血性金黄色葡萄球菌等有抑制作用。对平滑肌先短暂兴奋后抑制。薤白提取物有显著抑制动脉粥样硬化和抑制血小板聚集的作用。

〔食用方法〕

薤白粳米粥：薤白60克，粳米60克，加水煮成稀粥服用。本品具有健脾消食的作用。适用于食欲不振、腹泻、腹胀满等症。

糖醋薤白：鲜薤白500克，洗净，白糖100克，米醋100克。将白糖放入醋中，浸泡薤白一周即可。本品具有健胃消滞的作用。适用于小儿疳痢等症。

〔药用验方〕

薤白通痹汤：薤白15克，瓜蒌10克，桂枝10克，枳实10克，桃仁10克，红花6克，丹参30克。水煎服，每日1剂。本品具有通阳散结的功效。主治胸阳不振，痰饮停聚，痹阻心脉所引起的胸痹及喘息咳唾、背痛、气短等症。

瓜蒌薤白白酒汤（《金匮要略》）：瓜蒌实一枚（12克），薤白半升（12克），白酒七升（适量，一般用米酒60毫升）。三药同煎，取300毫升，分三次温服。具有通阳散结、行气祛痰的功效。主治胸痹，症见胸部满痛，甚至胸痛彻背，喘息咳唾，短气，舌苔白腻，脉沉弦或紧等。

> **专家提醒**
> 1. 气虚无滞、胃弱纳呆或不耐蒜味者不宜食薤白。
> 2. 阴虚、发热或气虚的病人慎食薤白。

女贞子
——滋补肝肾

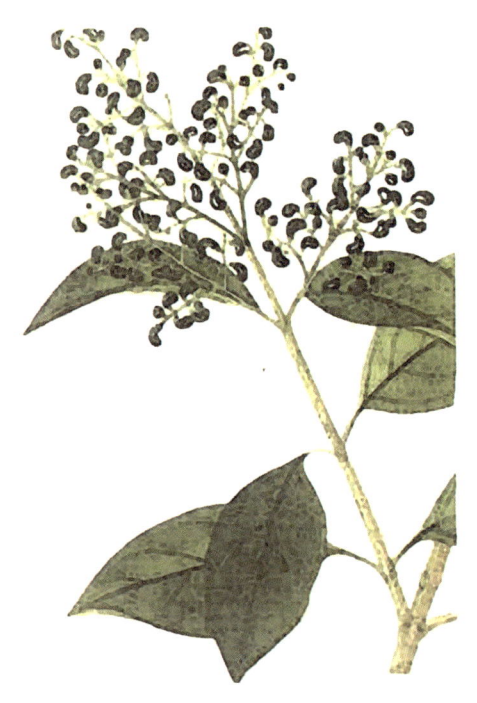

主要成分：淀粉、蛋白质、糖类、脂肪、谷氨酸、脯氨酸、丙氨酸、钙、磷、铁、镁、硫胺素、核黄素、尼克酸。

性味归经：性凉，味甘、咸，入肾、脾、胃经。

功效主治：益脾和胃，滋阴养肾，除湿热解毒，止痢利小便。主治脾胃虚热、反胃呕吐、食不消化、脾虚腹泻、烦热口渴、腰膝酸软、热结膀胱、小便不利等症。

用法用量：煮粥、蒸饭、或煎汤，或作丸剂服，30～60克。

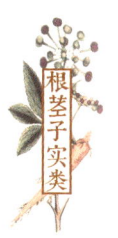

[成分功效]

女贞子含齐墩果酸、熊果酸、乙酰齐墩果酸、D甘露醇、葡萄糖、磷脂、挥发油、多种氨基酸、微量元素及脂肪酸。脂肪酸的主要成分为棕榈酸、油酸、亚油酸等。日本学者还从中分离得到乙酰熊果酸、女贞苷、β谷甾醇等成分。女贞子乙醇提取物及其有效成分齐墩果酸，对环磷酰胺所致的小鼠白细胞下降有治疗作用。女贞子提取物具有稳定的降血糖作用，可降低阿脲及四氧嘧啶糖尿病小鼠的血糖。

据现代药理研究，女贞子有增强免疫功能、升高外周白细胞、增强网状内皮系统吞噬能力、增强细胞免疫和体液免疫的作用；对化疗或放疗所致的白细胞减少有升高作用；有强心、利尿及保肝作用；并有止咳、缓泻、抗菌、抗癌等作用。女贞子有明显的保护肝脏的作用，可以减轻肝脏损伤，减少肝细胞坏死，促进肝细胞的再生。女贞子还有抗菌、抗病毒、抗炎、降眼压等作用。女贞子能抑制体内过氧化，提高机体抗氧酶活性和增强机体耐受能力，提示其有抗衰老作用。

[用法用量]

女贞子治疗用量10～15克，保健用量5～10克，水煎服。亦可入丸散膏剂。外用适量。

[食用方法]

女贞子膏：女贞子1000克，蜂蜜500克。加水煎，浓缩，加蜂蜜成浸膏状。每日20克，开水调服，每日服3次，1个月为1个疗程。本品具有滋补肝肾的作用。适用于治疗高脂血症。

[药用验方]

女贞滋补膏：女贞子15克，制首乌15克，酸枣仁15克，菟丝子15克，五味子10克，桑葚子20克，丹参15克，当归10克。水煎服，每日1剂。具有补肾安神的功效。主治肝肾阴虚所致的头晕目眩、眠少梦多、体乏无力、腰膝酸软、须发早白等症。

[传说趣事]

女贞子的传说：传说在秦汉时期，杭州有位才貌双全的姑娘，喜欢上一个才学出众的英俊秀才,但其父母嫌秀才家庭贫穷,将姑娘许配给县令的儿子。但姑娘视钱势如粪土,也瞧不起那些只知道吃喝玩乐的纨绔子弟,坚决不从,愤而自杀身亡。穷秀才听说后便忧郁成疾,卧床不起,身体瘦弱,须发皆白。一天秀才硬撑着来到姑娘的坟前吊唁,看到坟上有一棵枝繁叶茂、果实累累的树,如姑娘一样亭亭玉立,于是抱着树痛哭,久久不愿离去。他渐渐感到腹中饥饿,全身无力,便坐在地上休息。这时,树上落下许多果实,秀才遂拾起来吃,感觉味甘而微苦,直沁心脾,不但解了腹中饥渴,还感觉身体强壮了许多。于是,他便采摘树上的果实带回去继续吃。不但身体康复,须发也变得乌黑。遂将这种果实命名为女贞子,作为补益药而流传至今。

专家提醒

1. 女贞子虽补而不腻,但药性偏凉,脾胃虚寒泄泻及阳虚者不宜服用。
2. 女贞子易发霉,要放置在阴凉、干燥、通风处。

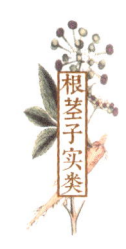

白扁豆

——健脾消暑

附：扁豆衣　扁豆花

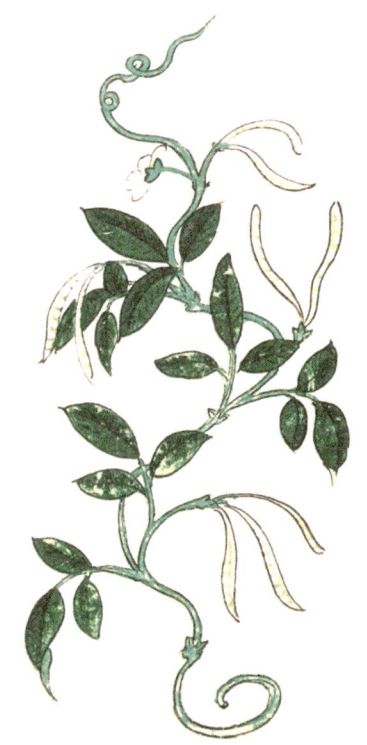

主要成分： 蛋白质、维生素B、维生素C、胡萝卜素、水苏糖、麦芽糖、棉籽糖、多糖以及钙、磷、铁等成分。种子脂肪油含棕榈酸、亚油酸、硬脂酸等。

性味归经： 味甘，性微温，入脾、胃经。

功效主治： 健脾化湿，和中消暑。主治脾胃虚弱及暑湿伤中所致的食欲不振、胸腹满闷、呕吐、腹泻便溏、体倦乏力及妇女脾湿下注白带过多等症。

用法用量： 水煎服，10～20克，亦可入丸散。扁豆用于脾虚水湿不运之水肿，可单用研末服或煎汤饮。治暑湿宜用生扁豆；脾虚夹湿，消化不良者，炒香用。

[成分功效]

对痢疾杆菌有抑制作用,对食物中毒引起的呕吐、急性胃肠炎有解毒作用。体外试验有抑制肿瘤细胞生长的作用。

[药用验方]

扁豆粥:嫩扁豆 20 克、粳米 60 克、山药 150 克、红枣 10 克,加水煮粥,调入白糖食用。本方具有健脾补中的作用。适用于小儿营养不良、食欲不振、体弱消瘦等症。

香薷饮(《**局方**》):香薷 5 克,炒白扁豆 15 克,厚朴 5 克,水煎服。主治暑天胃肠型感冒、暑热头痛、寒热烦躁、口渴欲饮、心腹疼痛、纳少吐泻等症。

专·家·提·醒

1. 风邪束表,毒热炽盛,食积作泻者均不宜用白扁豆。
2. 大剂量、长时间生用白扁豆可引起中毒,出现头昏、恶心、呕吐、腹泻,严重者则引起心律不齐的中毒症状。所以,白扁豆必须炒透煮熟食用,水煎 1 小时以上较安全。

扁豆衣 扁豆花

扁豆衣:扁豆衣为扁豆之干燥种皮,功效略逊于扁豆,然无壅滞之弊。多用于脾虚有湿、暑湿吐泻及下肢浮肿等症。用量宜大些,20~30 克煎服。

扁豆花:扁豆花为扁豆之花,功能消暑化湿,多用于暑湿吐泻、头昏不爽等症。《温病条辨》中常用此药,如清络饮、新加香薷饮等方。用量 5~10 克煎服。

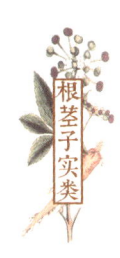

酸枣仁

——宁心安神

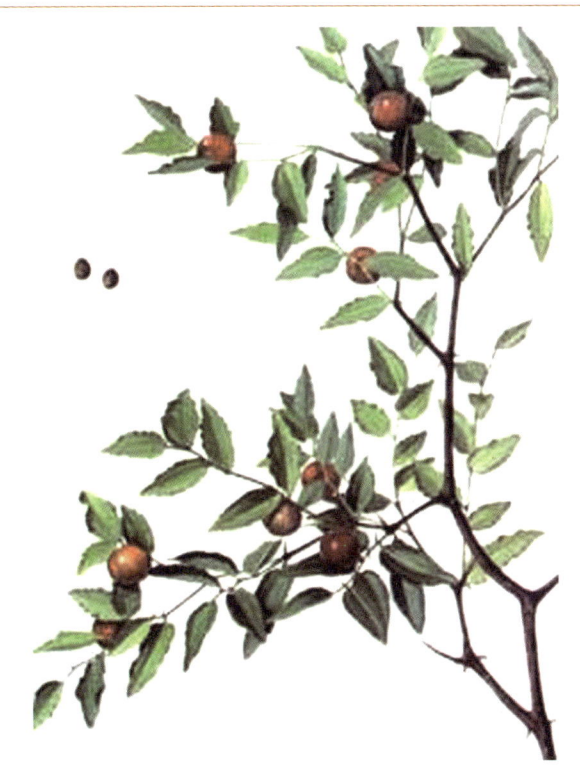

主要成分： 酸枣仁皂苷、桦木素、桦木酸、有机酸、黄酮类、蛋白质、糖、脂肪、维生素C、钙、磷、铁等。

性味归经： 味甘、微酸，性平，入心、肝、胆、脾经。

功效主治： 宁心安神，养肝敛汗。主治心脾两虚及肝血不足所致之神不守舍、虚烦不眠、惊悸怔忡，以及心气不足、自汗、盗汗等症。

用法用量： 水煎服用10～15克。大剂量可用至30克。亦可入丸散。入药宜微炒，久炒则无效。

[成分功效]

研究证明，本品水煎剂有明显的镇静、催眠的作用，但不引起麻醉。连续服用，可使小鼠发生耐受性，但停药后，耐受性可消失。生及炒熟的酸枣仁均出现镇静作用。其有效成分为酸枣仁皂苷，对动物有镇痛、降温作用，可降低血压。对实验性烫伤性水肿及休克，本品有某些保护作用。

[药用验方]

酸枣仁粥：酸枣仁10克研细末，粳米60克，加水共煮粥食。每日2次。本方具有养血安神的作用。适用于心脾两虚所致的心悸、气短、失眠多梦、心烦不眠等症。

枣仁宁神汤：酸枣仁15克，茯神10克，甘草5克，知母10克，川芎10克，五味子10克，水煎服，每日1剂。本方具有补肝益阴、宁心安神的功效。主治肝血不足、心烦不眠、眠少梦多、心悸气短等症。

专家提醒

1. 酸枣仁性润，滑泄者忌用。
2. 肝经有实热郁火者慎服酸枣仁。
3. 酸枣仁生用镇静，催眠效力较弱，久炒油枯则失效，安神催眠用枣仁宜微炒。
4. 酸枣仁有酸敛之性、敛邪之弊，内有实热邪者忌用。

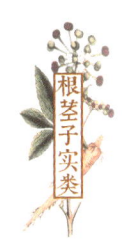

火麻仁
——润肠通便

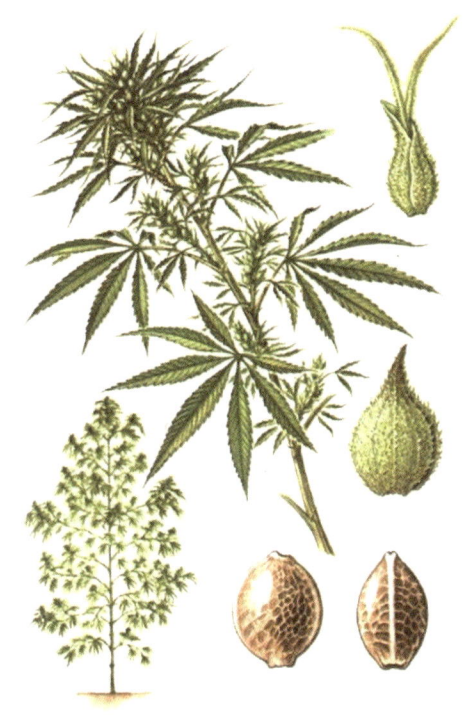

主要成分：脂肪油、蛋白质、卵磷脂、葡萄糖醛酸、甾醇、钙、镁、维生素 B_1、维生素 B_2 等。

性味归经：味甘，性平，入脾、胃、大肠经。

功效主治：益脾补虚，润燥滑肠，通淋活血。主治脚气肿痛、体虚早衰、肠燥便秘、消渴、热淋、风痹、痢疾、月经不调等症。

用法用量：煎汤用火麻仁10～15克，亦可煮粥或入丸、散。

[成分功效]

火麻仁含脂肪油约30%，油中含饱和脂肪酸10%、油酸12%、亚油酸53%、亚麻酸25%和一些大麻酚。火麻仁还含有胡卢巴碱、麻仁球朊酶及植酸钙镁，并含赖氨酸、苏氨酸等18种氨基酸。

火麻仁脂肪油在肠中遇碱性肠液后产生脂肪酸，刺激肠壁使肠蠕动增强而有泻下作用。火麻仁酊剂去酒精做成乳剂应用，高血压患者服5～6周，血压可降低，且无不良反应。火麻仁能降低血压及抑制血脂上升。

[药用验方]

火麻仁酒：火麻仁250克，研为粗末，用米酒500克浸泡服。可用作脚气病的辅助治疗。

麻子粥：火麻仁20克，紫苑10克，加水研磨取汁与大米60克煮粥服食。本品具有补脾润肠的作用。适用于妇女产后便秘、老人肠燥便秘等症。

麻仁粥：火麻仁30克，研磨取汁，与大米60克煮粥，加葱、胡椒、盐调味食。本品具有益脾通淋的作用。适用于五淋、小便短少、茎中疼痛等症。

专家提醒

火麻仁含有较多的脂肪油，大量食用火麻仁会导致中毒。如食炒火麻仁60～120克，大多在食后1～2小时内发病，可见恶心呕吐、腹泻、四肢发麻、烦躁不安、精神错乱、瞳孔散大等症状。停药1～2天症状先后消失。

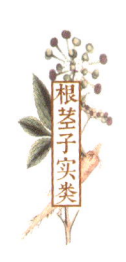

莲 子
—— 健脾养心
附：莲子心

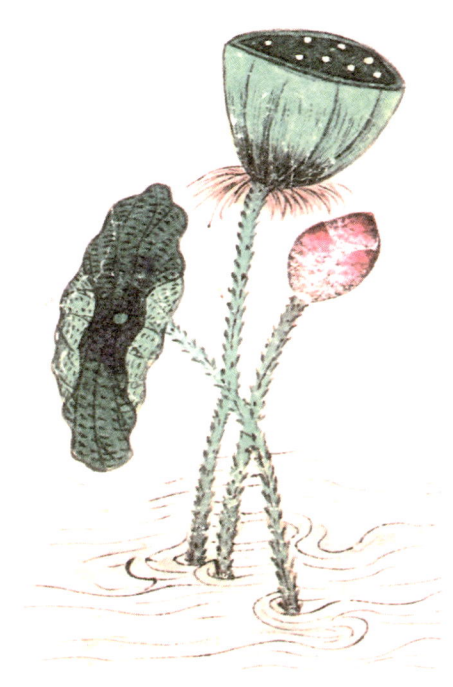

主要成分： 淀粉、蛋白质、脂肪、棉子糖、膳食纤维、胡萝卜素、尼克酸、莲心苷、芸香苷、多种维生素及钙、磷、铁等。

性味归经： 味甘、涩，性平，入脾、肾、心经。

功效主治： 补脾止泻，益肾固精，养心安神。主治脾虚泄泻、肾虚遗精带下、心神不宁、惊悸失眠等症。

用法用量： 煎汤服，用量6～15克。配餐食用适量。

[美味食单]

人参莲子汤： 人参10克，去心莲子30克，放小碗内加水适量泡发，再放冰糖30克，蒸1小时，吃莲子喝汤。本品具有补脾益肺、生津安神的作用。适用于病后体虚、脾虚消瘦、疲倦、自汗、泄泻等症。

莲子桂圆粥： 去皮、心莲子30克，去核红枣10枚，桂圆30克，糯米60克，共入锅中煮粥。食时加适量白糖。本品具有开胃益脾、养血安神的作用。适用于食欲不振、失眠多梦等症。

莲子银耳羹： 莲子30克，白木耳10克，枸杞子10克，冰糖15克，柳橙100克（1个）。制法：莲子、白木耳用温水浸泡30分钟，柳橙剥皮备用；莲子、白木耳置锅内，加5碗水煮约20分钟后，加入枸杞子继续煮10分钟，再加入冰糖待溶化后，将柳橙切丁放入锅内搅拌即可食用。本品具有生津、润肺、滋阴、益气的作用。适用于肺热咳嗽、肺燥干咳等症。

莲子茯苓糕： 莲子、茯苓、麦冬各等分，共研成粉状，加适量白糖、桂花拌匀，以水和面蒸糕，早餐吃50~100克。本品具有安心健脾的作用。适用于消渴、心悸、怔忡、食少、形瘦、乏力等症。

[药用验方]

莲子安神汤： 莲子（去心）30克，龙眼肉15克，五味子10克，丹参15克，酸枣仁15克，水煎两次，取药液300毫升，分三次温服。本品具有健脾固精、养心安神的功效。主治心悸健忘、失眠多梦、疲怠乏力、自汗遗精等症。

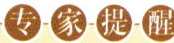

中满痞胀及大便燥结者不宜食莲子。

莲子心

莲子中心部包裹着的绿色胚芽为莲子心。其味苦性寒，入心、肝经。具有清心肝热、止血涩精安神的功效。主治高热烦躁、神志不清、梦遗滑泄等症。此外还有降血压的作用，可用于高血压病而有烦热症状者。莲子心可作药品原料，也可代茶，可以清目；还可单用研末服。用量1.5~3克。

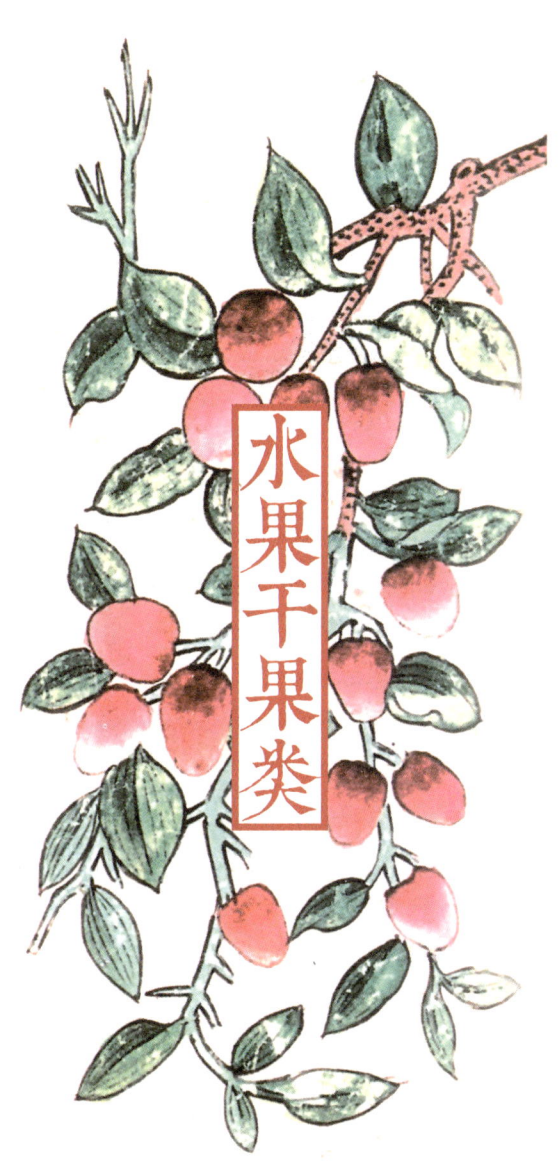

水果干果类

苦杏仁

——止咳平喘
附：甜杏仁

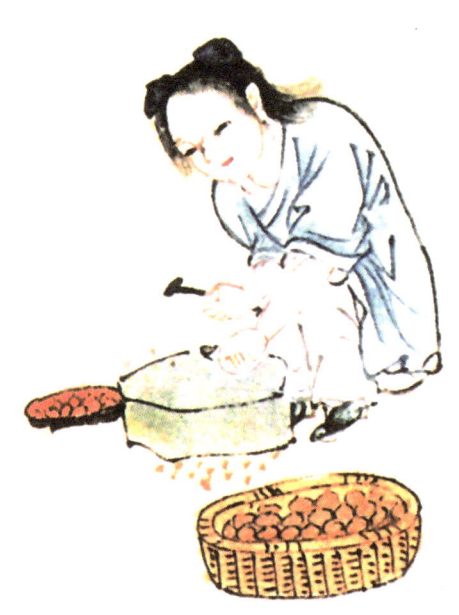

主要成分：苦杏仁苷、大量脂肪油、蛋白质、氨基酸及其挥发油成分。

性味归经：味苦，性微温，有小毒。入肺、大肠经。

功效主治：止咳平喘，润肠通便。主治外感咳嗽、痰多气喘、肠燥便秘等症。

用法用量：煎服5～10克，或入丸散，外用适量，捣敷。

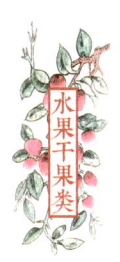

[成分功效]

杏仁中所含丰富的脂肪油（约30%～50%）具有润滑性，是其发挥润肠通便作用的物质基础。杏仁中所含苦杏仁苷（约3%），受杏仁中所含的苦杏仁酶及樱叶酶等水解，最终分解产生出有毒的氢氰酸和苯甲醛。微量的氢氰酸对呼吸中枢有镇静作用，可使呼吸运动趋于安静而达到镇咳平喘效应；但过量食用可导致死亡。所以应严防过量使用而引起中毒。苦杏仁一般儿童服用20粒、成人服用50粒即可中毒。原因是大量氢氰酸能抑制细胞色素氧化酶，使细胞氧化反应停止，引起组织细胞窒息而死亡。杏仁中毒后的解救，可用亚硝酸吸入，或用亚硝酸钠及硫代硫酸钠合并使用，增强解毒作用；或用美蓝、四硫磺酸钠甘油酯解毒。另外，动物实验证明，苦杏仁苷可促进肺表面活性物质的合成，可使酸型呼吸窘迫综合征动物的病变得到改善。苦杏仁中所含苯甲醛可抑制胃蛋白酶的消化功能。苦杏仁对蛔虫、蛲虫、钩虫及伤寒杆菌、副伤寒杆菌有抑制作用。

[药用验方]

杏仁玉竹猪肺汤：杏仁10克，玉竹30克，猪肺1个，陈皮5克。制法：猪肺灌水洗净，切片，用沸水焯过出水；杏仁去皮尖，洗净；玉竹、陈皮浸过，冲净。瓦煲内清水沸后，放下全部汤料再滚后，中火炖约2小时，调味即可食用。本品具有润肺止咳、养阴生津的作用。适用于肺虚咳嗽等症。

[传说趣事]

虎守杏林的传说：杏与中医有不解之缘，中医界又被称为杏林。据晋·葛洪《神仙传》记载：三国时期有位名医叫董奉，隐居江西庐山。他医术高明，医德高尚，给人治病从不收医药费，只让治好的病人在他的住处周围种上几棵杏树。经过数年，所种的杏树竟有十万余株。这一大片杏林郁郁葱葱，被称为"董仙杏林"。杏子成熟后，董奉就用杏子换来稻谷，救济贫苦百姓。后来，对医术高明、品德高尚的中医常用"誉满杏林"、"杏林春暖"等词赞誉。传说有一次一只老虎张着大口来到董奉住处，有求救状。董奉仔细观察，见虎喉中被一骨卡住，他冒着生命危险，从虎口中取出骨头。老虎为了报答救命之恩，从此不愿离去，而为董奉看守杏林。中药店堂常常挂有"虎守杏林"的条幅，喻医术高超，就来源于这一典故。

> **专·家·提·醒**
>
> 1. 杏仁因有小毒，故用量不可过大，以免中毒。杏仁所含的苦杏仁苷，水解后产生大量的氢氰酸，对延脑各生命中枢先刺激而后麻痹，并能抑制酶活性，阻碍新陈代谢，导致组织细胞的窒息，且有溶血作用。因此，临床不可大剂量应用，否则会引起中毒。中毒后可用杏树皮60克，煎汤内服；或亚硝酸吸入，亚硝酸钠及硫代硫酸钠合并应用，其解毒能力更强。
> 2. 阴虚咳嗽及大便溏泻者不宜服杏仁。婴儿应慎用杏仁。

甜杏仁

甜杏仁为蔷薇科植物杏或山杏的部分栽培种而其味甘甜的干燥种子。主产河北、北京、山东等地。性味甘平。功效与苦杏仁近似，滋润之性较佳，故虚劳咳嗽气喘用之最宜。用量3～10克。苦杏仁和甜杏仁功用有所不同。甜杏仁性味甘平，长于润肺止咳，适用于肺虚久咳之证；苦杏仁性属苦泄，适用于咳喘实证。

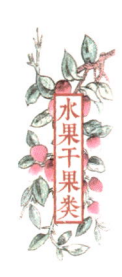

白 果

——补肾定喘

附：银杏叶

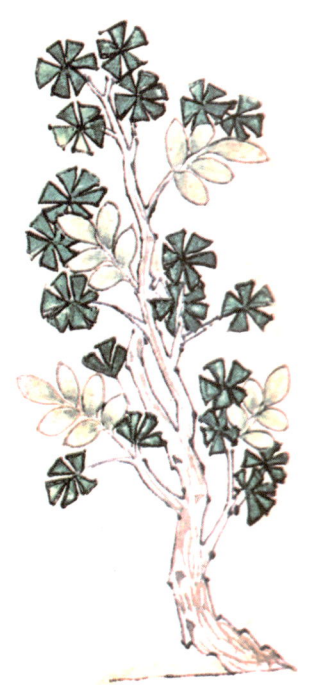

主要成分：蛋白质、脂肪、碳水化合物、钙、铁、胡萝卜素、核黄素和多种氨基酸等。

性味归经：味甘、苦、涩，性平，有小毒。入肺经。

功效主治：敛肺定喘，止带浊，缩小便。主治痰多喘咳、带下白浊、遗尿尿频等症。

用法用量：水煎服用量 4.5～9 克，可入丸散；嚼食宜煨熟食。可外用捣敷。

[成分功效]

药理作用表明,白果提取物是一个较强的自由基清除剂。抗衰老实验表明,白果外种皮水溶性成分能清除超氧自由基。白果汁与肉及外种皮中的白果酸,在试管中能抑制结核杆菌的生长。白果外种皮提取物对13种实验真菌有明显抑制作用。白果乙醇提取物可使呼吸道酚红排泄增加,有祛痰作用,对气管平滑肌有微弱的松弛作用。白果酸和银杏毒有溶血作用。中毒的抢救方法:洗胃、导泻、利尿以排毒,服鸡蛋清或活性炭以减轻毒素的继续吸收,其他可给予吸氧、静脉点滴高渗葡萄糖、使用呼吸兴奋剂、抗惊厥等对症处理,也可用甘草30克或白果壳30~60克水煎服以缓冲毒性。

[美味食单]

艾煨白果:白果10克,煨熟,去壳取仁;陈艾5克,捣绒,同适量米饭混合做成团,将白果捏合其中,外用菜叶包裹,放火灰中煨香。取白果食之,每日2次。本品具有敛肺定喘的作用。适用于肺部虚寒、喘咳上气等症。慢性支气管炎、哮喘属虚寒证而较轻者,用之颇有效验(《秘韫方》)。

白果炖鸡:白果仁15克,莲肉15克,江米15克,胡椒3克为末。用乌骨鸡1只,去肠盛药煮烂,空心食之。本品具有补益气血的作用。适用于身体虚弱、气血不足、少食体倦、赤白带下等症(《濒湖集简方》)。

蜜蜡白果:"蜜蜡白果"系鲁菜中以白果为主料的名菜。主料用白果500克。将用沸水焯过的白果仁(事先去软皮、去心)与清水、白糖一起旺火煮沸,再用微火煟(指烹调时用微火使汤汁变浓或耗干)至汤汁浓稠,加入配料桂花酱、蜂蜜,淋上白油,装盘食用即可。成品特点为色泽蜡黄明亮、银杏软烂甜香。具有补肺润燥的作用。适用于久咳不愈者。

此外,用红果(山楂)、栗子、银杏等分为主料的"蜜三果",也是鲁菜系中的名品。还可用银杏、糖莲子心、香蕉、菠萝蜜、橘子、鲜桃、苹果、核桃仁、栗子、红枣各适量制成"什锦水果羹"。

[药用验方]

白果定喘汤:炒白果10枚,炙麻黄3克,黄芩15克,炙半夏10克,冬花10克,桑皮10克,炙苏子10克,杏仁10克,炙甘草3克。水煎每日1剂,分2次服。本方具有敛肺定喘、止咳化痰的功效。主治咳嗽痰多、胸憋气喘等症。

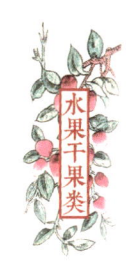

【传说趣事】

郭沫若赞美白果：郭沫若在《赞白果》诗中说："我爱它那独立不倚、孤直挺劲的姿态，我爱它那鸭掌形的碧叶、那如夏云静涌的树冠，当然，我更爱吃它那果仁。"宋·杨万里有七言诗《银杏》，诗云："深灰浅火略相遭，小苦微甘韵最高。未必鸡头如鸭脚，不妨银杏作金桃。"

银杏树是活化石：白果树为银杏科乔木，是世界上最古老的树种之一，是三亿年前的"活化石"。在一亿七千万年前气候温暖的上白垩纪时期，白果树曾遍布全球，到三千万年前，由于北极冰川的南下，许多植物被灭绝，而我国大陆上有"山地冰川"的地形（冰川有不相连接的地方），部分地方成为植物的"避难所"，使它们（除白果树外尚有银杉、水杉、杜仲等）成为我国独有的特产植物，被称为"活化石"。因为它所结的种子核色白而叫白果，所以称为白果树。该树成熟的种子外面包着橙黄色、肉质的种皮，看起来很像杏，可是种子的内壳是白色的，故又得名银杏。

千年古树银杏树：银杏树从栽种到结果要经过二三十年的时间，十年后才能大量结果，人们都说，公公栽下的白果树，孙儿才能吃到白果，所以又叫它"公孙树"。银杏树的确为树木中的老寿星，一般能生长一千多年。在山东省莒县浮来山定林寺有一株老银杏树，系商代所植，距今已有三千多年。据《重修莒志》记载，早在鲁隐公八年（公元前715年），鲁国国君鲁公与莒国国君莒子，曾在这株树下会盟。现在此树仍然苍劲葱郁，巨影婆娑，高大的树冠可遮蔽方圆一亩地，而且能年年阳春开花，金秋结果，令人赞叹不已！北京潭柘寺三圣殿西侧有一株辽代的白果树，清朝乾隆皇帝曾封它为"帝王树"，树龄已有一千多年。庐山黄龙寺前的"黄龙三宝树"之一的古银杏树，据说是晋代栽种的，距今也已有一千多年了。银杏树在我国的分布虽广，但除浙江天目山一带尚有野生类型外，其余则多属人工栽培。

考生吃白果缩小便：白果有敛肺缩小便的功效。据清初《花镜》一书记载，古时考秀才、举人、进士之时，不准考生在考试期间上厕所大小便，为此考生常自带煮熟的白果，间而食之，以截小便，收到考试时不上厕所的功效。

> **专家提醒**
>
> 1. 白果有小毒不宜生吃，炒熟吃亦不宜大剂量，否则会出现中毒。白果中毒多因食用过量所致，以10岁以下小儿多见，成人偶亦有之。中毒量一般吃白果20～300枚，也有服7枚白果中毒致死的病例报道。因此，白果不宜多服、久服。
> 2. 有实邪及咳嗽痰稠者不宜食用白果。

银杏叶

银杏叶味甘苦涩性平，入肺经。具有敛肺、平喘止痛的功能。主治肺虚咳喘，以及高血压、高血脂、冠心病、心绞痛、脑动脉硬化、脑血管痉挛等症。常用量一日10~15克，水煎服，或配伍中药煎服。

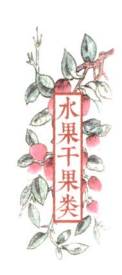

罗汉果
——利咽止咳

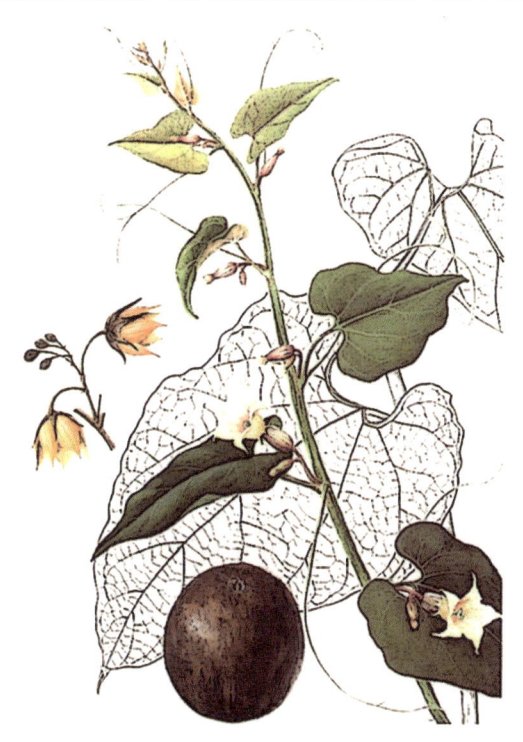

主要成分：蛋白质、葡萄糖、果糖、多种维生素、亚油酸、油酸、棕榈酸、硬脂酸、棕榈烯酸、肉豆蔻酸、癸酸、月桂酸等。

性味归经：性凉，味甘，入肺、脾二经。

功效主治：清肺止咳，利咽润肠。主治痰热咳嗽、咽痛音哑、肠道燥热、大便秘结等症。

用法用量：水煎服或沸水泡服，一般每次用 10～20 克，或蒸熟服用，或炖肉食用。

[成分功效]

罗汉果含有人体所需要的多种营养素，每百克鲜罗汉果中含维生素C多达400～500毫克，可与猕猴桃相媲美。

现代医学研究表明，罗汉果对防治坏血病、癌症及老年病具有积极的意义。其所含糖的甜度为蔗糖的300倍，可为肥胖症、糖尿病患者提供理想的甜味素；所含不饱和脂肪酸能降低血脂，对防治高脂血症、动脉硬化有一定作用。动物实验提示，罗汉果提取液可增强机体的细胞免疫功能。

[药用验方]

罗汉果瘦肉汤：罗汉果30克，猪瘦肉100克。将猪肉切片，把罗汉果洗净、捣碎同放入锅内，加水适量煮汤，稍加食盐调味服。本方具有补虚止咳的作用。适用于肺虚久咳、低热或肺痨咳嗽等症。

罗汉果茶：罗汉果2个，胖大海2个，沸水冲泡代茶饮。本方具有清肺利咽的作用。适用于咽痛音哑、肠燥便秘等症。

罗汉果陈皮饮：罗汉果2个，陈皮10克。将陈皮切丝，罗汉果打碎洗净，用大火煮沸后再煮10分钟即可饮用。本方具有消暑、祛痰的作用。适用于咳嗽、咽喉痒痛等症。

罗汉果止咳汤：罗汉果2个，杏仁10克，鱼腥草20克，桔梗10克，黄芩10克，甘草6克，水煎分3次服。本方具有清肺止咳功效。主治肺热咳嗽、痰多色黄等症。

罗汉果通便汤：罗汉果2个，生白术30克，枳实10克，紫苑15克，火麻仁30克。水煎300毫升分三次服。本方具有清肺润肠通便的功效。主治肠道燥热、大便秘结等症。

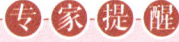

罗汉果性凉，体质虚寒者慎用。

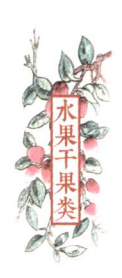

大 枣
——健脾养血

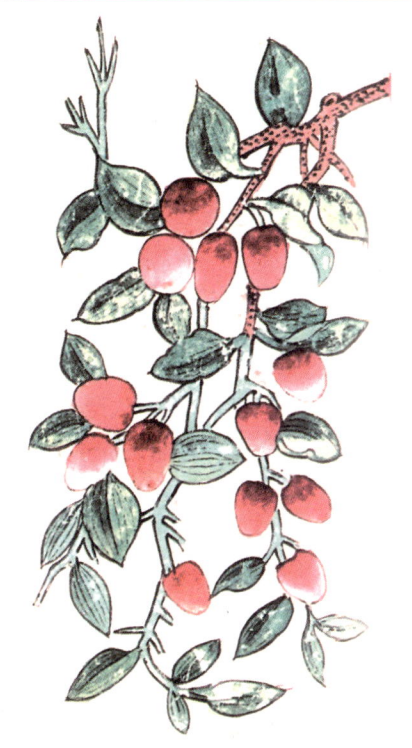

主要成分：多种维生素、胡萝卜素、氨基酸、糖类、铁、钙、磷、镁、钾、皂苷、生物碱、黄酮、苹果酸、酒石酸等。

性味归经：味甘，性温，入脾、胃二经。

功效主治：补气健脾，养血安神，缓和药性，解药毒。主治食欲不振、食少便溏、倦怠乏力、面黄肌瘦、惊悸怔忡、失眠健忘、精神不安、妇人脏躁、贫血烦躁等症。

用法用量：一般用6~10克，水煎服，或用30~120克入丸剂、散剂、膏剂。生吃鲜枣适量。

〔成分功效〕

大枣营养丰富,有"天然维生素丸"之美称。红枣所含的维生素,不仅品种多,而且含量高,如每百克鲜枣含维生素 C 380~600 毫克,居百果之首。

现代医学研究表明,大枣所含环磷酸腺苷能使肿瘤细胞向正常细胞方向转化,所含三萜类化合物有抑制肿瘤的作用。还可用于过敏性紫癜、慢性肝炎、高胆固醇血症、白细胞减少症。

〔美味食单〕

八宝莲枣粥：小枣 30 克,莲子、白果、栗子、橘饼、龙眼肉、百合、葡萄干各 15 克。与粳米 60 克,加清水 1500 克煮粥。本品具有益气补血、养心安神的作用。适用于病后体弱、失眠等症。

大枣粳米粥：大枣 10 枚,粳米 100 克。煮粥,当午后点心。本品具有健脑强身的作用。适用于食欲不振、易疲乏等症。

党参大枣汤：党参 15 克,大枣 20 枚,煎汤代茶。本品具有补益气血的作用。适用于贫血、神经衰弱、消瘦、疲乏等症。

橘枣内金饮：大枣 10 枚,橘皮 5 克,鸡内金 10 克。煎汤代茶饮。本品具有健脾消食的作用,适用于小儿消化不良、厌食等症。

红枣花生汤：红枣 10 枚,花生米 30 克,冰糖适量,玫瑰花 3 克。同煮,食枣喝汤。本品具有健脑护肝、养心安神的作用。适用于食欲不振、心悸失眠等症。

〔药用验方〕

健脾补血汤：大枣 20 克,当归 10 克,制首乌、熟地黄各 10 克,党参 15 克,水煎服,阿胶 10 克（烊化兑入药汤同服）,每日 1 剂。本品具有健脾补血的功效。主治体乏无力、面色苍白及由各种原因引起的贫血、头晕等症。

甘麦大枣汤：大枣 20 克,小麦 30 克,甘草 6 克,水煎服,每日 1 剂,连服 30 日。本品具有调和肝脾、养心安神的功效。主治情志抑郁、思虑过度、心肝受损、肝阴暗耗致成脏躁,见无故悲伤、精神失常者。

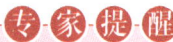

脘腹胀满、食积者不宜吃大枣。

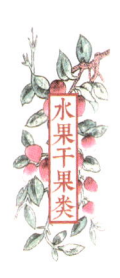

木 瓜
——益胃舒筋

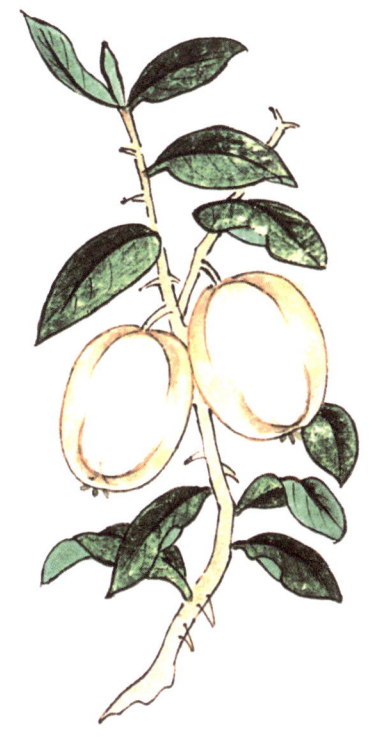

主要成分：蛋白酶、凝乳酶、胡萝卜素、蛋白质、脂肪、葡萄糖、果糖、蔗糖、皂苷、黄酮类、番木瓜苷、多种胡萝卜素、果胶、酒石酸、柠檬酸、苹果酸、维生素和钙、磷、铁等。

性味归经：味甘，性平，入胃、大肠经。

功效主治：健胃消食，滋补催乳，舒筋活络，驱虫。主治食欲不振、产后缺乳、消化不良、饮食积滞、脘腹疼痛、腰腿酸痛、腓肠肌痉挛、四肢麻木抽搐、绦虫蛔虫等症。

用法用量：生食、煮食均可，煎汤用9～15克，大剂量可用至30克。亦可研末或绞汁服。外用煮熟捣敷或鲜品捣敷。

[成分功效]

现代医学研究发现,木瓜含有一种酵素,称木瓜素,能消化蛋白质,可以助消化、利吸收,对消化不良和患胃病的人有益。有人认为木瓜有催奶作用,产妇可用。将木瓜汁擦在溃疡皮肤上,可使溃疡面加速愈合。木瓜有缓和胃肠平滑肌和四肢肌肉痉挛的功效,对腓肠肌痉挛有明显的治疗作用。番木瓜碱具有抗淋巴细胞性白血病的"强烈抗癌活性"和抗淋巴细胞性白血病和"EA"肿瘤细胞的"适度活性",并在试管内对结核杆菌稍有抑制作用。木瓜蛋白酶用于驱除绦虫、蛔虫及鞭虫等有效。木瓜含异硫氰酸苄酯,为广谱抗生素,对酵母菌、20种真菌及数十种其他菌株均有作用。木瓜酶可使肿瘤组织缩小。

[药用验方]

木瓜猪蹄汤(《食疗本草学》):猪蹄500克,加水适量,炖熟,再用鲜番木瓜250克,切块,放入汤中,共炖至猪蹄烂熟,一并服食。本品具有滋补通乳的作用。适用于产后体虚、乳汁不足等症。

[传说趣事]

木瓜又称万寿果:木瓜"万寿果"乃由于清代封疆大吏祝皇帝太后"万寿"时进献而得名。其美味可口,甘饴如蜜,而且个大肉厚,有"岭南果王"之称。有诗云:"岭南果王真造化,果香直透益肠胃,粤地祥气世人夸。"由于木瓜可治湿痹邪气,祛湿和胃,滋脾益肺,利于长寿,所以,民间称木瓜为"万寿果"也有一定道理。

木瓜治愈脚气病案:宋代名医许叔微在《普济本事方》中记载:安徽广德顾安中患脚气筋急腿肿,不能行走,只好乘船回家。在船上,他无意中将两脚搁在一盛满东西的麻袋上,下船时登岸,发现肿胀的脚已减轻,疼痛消失,于是询问船家袋中所装何物,方知为木瓜。顾安中回家后即买木瓜切片装入袋中,每日用病脚搁在木瓜袋上,不久脚气病状痊愈了。因此,中医认为木瓜为治疗腓肠肌痉挛(小腿抽筋)要药。

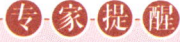

小便不利、癃闭者忌食木瓜。

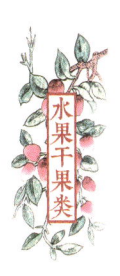

龙眼肉
——补益心脾

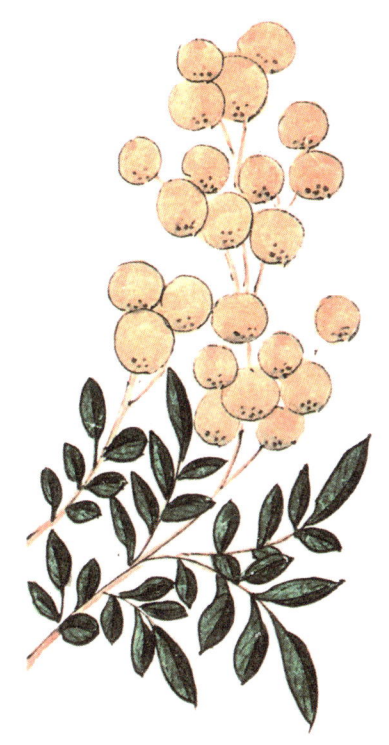

主要成分：蛋白质、脂肪、糖类、有机酸、粗纤维及多种
维生素及矿物质等。
性味归经：味甘，性温，入心、脾经。
功效主治：补虚扶羸，养血安神。主治失眠健忘、惊悸怔忡、
头晕目眩、大便下血、妇女月经过多等症。体
弱多病而无火热痰湿的老年人最为适宜。
用法用量：水煎服或蒸服，用 10～15 克。

[成分功用]

现代医学研究证实,龙眼肉能够抑制脂质过氧化和提高抗氧化酶活性,提示其有一定的抗衰老作用。龙眼肉能提高机体免疫功能,抑制肿瘤细胞,调节血脂,增加冠状动脉血流量,增强体质。

日本大阪中医研究所曾对800多种天然食物、药物进行抗癌试验,发现龙眼肉的水浸液对子宫颈癌细胞有90%以上的抑制率,比对照组抗癌化疗药物博莱霉素要高25%,几乎与抗癌药物长春新碱相当。有报道称龙眼肉能增强患者体质,改善放疗化疗的毒副作用和有较好的止痛作用。

[药用验方]

龙眼膏:龙眼肉1000克,蜂蜜500克。制法:将龙眼肉洗净切碎,加水适量,炖煮至熟烂捣膏,加蜂蜜搅拌均匀,早中晚服30克。本品具有补益气血的作用。适用于肿瘤患者放化疗后的辅助治疗。

龙眼安神汤:龙眼肉15克,炒枣仁15克,柴胡10克,五味子10克,丹参15克,甘草5克,水煎服。本品具有养血安神的功效。主治心悸气短、夜难入眠、眠少梦多、烦燥头晕等症。

[传说趣事]

贾宝玉与桂圆汤:《红楼梦》第六回中贾宝玉梦中初试云雨情,之后迷迷惑惑,若有所失。丫环忙端上桂圆汤来,他呷了两口,才慢慢清醒过来。在第一百一十六回中,贾宝玉失玉之后,神情恍惚。后来和尚送回了玉,麝月说了句:"……亏的当初没有砸破。"话音刚落,宝玉突然神色一变,身往后仰,复又死去,好不容易才弄苏醒过来。王夫人急忙叫人端了桂圆汤叫他喝了几口,才渐渐地定了神恢复正常。 从贾宝玉两次喝桂圆汤而醒神定志的描写中看出,《红楼梦》作者曹雪芹深知桂圆(龙眼肉)有安神定志的功效。

专·家·提·醒

1. 龙眼肉甘温助火,有郁火、痰火、气滞及湿阻中满者忌用。
2. 外感表证(感冒)初期不宜食用龙眼肉。
3. 龙眼肉应放置阴凉干燥处。

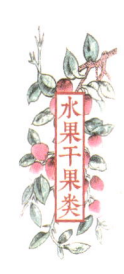

南瓜子

——催乳驱虫

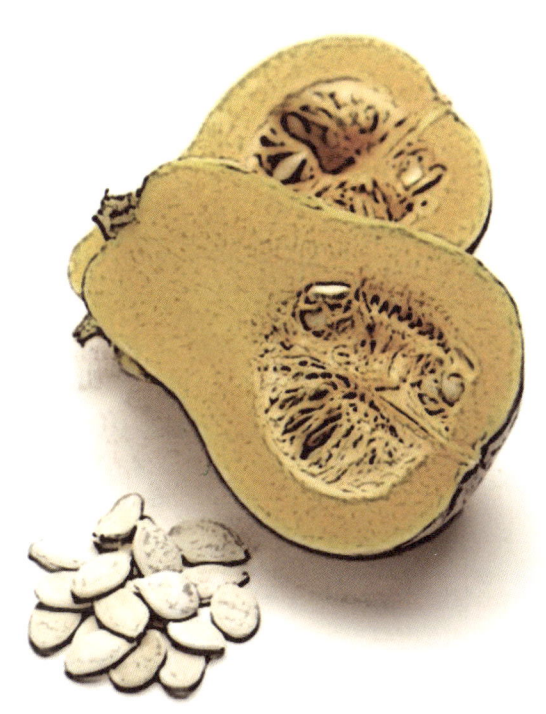

主要成分：南瓜子氨酸、脂肪油、蛋白质及维生素A、维生素B_1、维生素B_2、维生素C、胡萝卜素。脂肪油中的主要成分为亚麻酸、亚油酸、油酸、硬脂酸等甘油酯。

性味归经：味甘，性平，入大肠经。

功效主治：驱虫下乳，利水消肿。主治绦虫、蛔虫、钩虫、血吸虫病、产后缺乳、产后手足浮肿、百日咳、痔疮等症。

用法用量：30～60克，煎汤，或研末或制成乳剂，亦可生嚼、炒食。

[成分功效]

蚯蚓实验法证明南瓜子乙醇提取物有驱虫作用。40%南瓜子酚煮液和30%南瓜子提取物在体外对牛肉绦虫或猪肉绦虫的中段及后段都有麻痹作用。小鼠实验证明,口服南瓜子能抑制和杀灭体内日本血吸虫幼虫,对雌虫作用更强。驱虫的有效成分为水溶性南瓜子氨酸。

[药用验方]

南瓜子泥: 生南瓜子仁30克,捣烂成泥状,冲入适量的开水和少许白糖调味,分早晚服,连服一周。本品具有补中下乳的作用。适用于产后缺乳等症。

南瓜子乳剂: 新鲜南瓜子仁60克,槟榔30克,元明粉15克,先将南瓜子(连壳用)洗净,研烂成细末,温开水调服。2小时后服槟榔煎液,再过半小时用开水冲服元明粉,促使泻下通便,以利于虫体排出。本品具有和中驱虫的功效。主治绦虫、蛔虫等症。

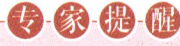

治产后缺乳用生南瓜子。瓜子仁炒熟吃或煮粥吃则无催乳作用。

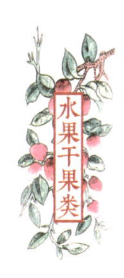

山 楂
—— 消食开胃

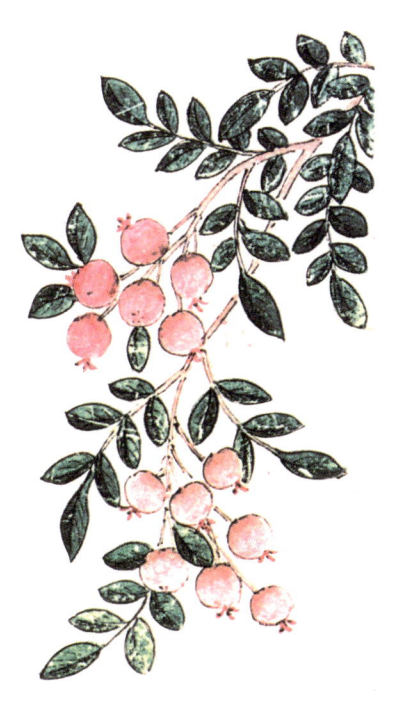

主要成分： 多种维生素、烟酸、胡萝卜素、蛋白质、脂肪、糖类、黄酮类、苷类、粗纤维、磷、山楂酸、苹果酸、枸橼酸等。

性味归经： 味酸、甘，性微温，入脾、胃、肝经。

功效主治： 消食化积，活血化瘀，杀菌驱虫。主治食滞不化、肉积不消、脘腹胀满、腹痛泄泻及产后瘀滞腹痛、恶露不尽和血瘀经闭腹痛等症。

用法用量： 生食、水煎，每次用30~60克，或榨汁服。

〔成分功效〕

山楂有很高的营养价值,铁和钙的含量特别丰富,钙的含量是各种果品的第一位。其维生素C的含量较苹果多17倍。

现代药理研究表明,山楂能增加胃中酶类,促进消化,所含脂肪酶能促进脂肪类食物的消化。山楂能增强心肌收缩力,增加心输出量,与强心苷类药物有协同作用,并能减慢心率,扩张冠状动脉,增加冠脉血流量,降低心肌耗氧量。山楂还有收缩子宫、降血压、降血脂及抗心律失常的作用,对痢疾杆菌、大肠杆菌、绿脓杆菌均有明显的抑制作用。山楂所含的黄酮类化合物牡荆素,是一种抗癌作用较强的药物。

〔美味食单〕

山楂荷叶茶: 山楂15克,荷叶10克,菊花5克,决明子10克,沸水冲泡代茶频服。本品具有健脾降浊的作用。适用于高血压症、高脂血症、高血糖、肥胖症的辅助治疗。

山楂粥: 鲜山楂50克,大米100克,红糖适量。山楂去核切小丁,加糖渍半小时,然后拌于米中一起熬成粥,食前再调入红糖。本品具有补气血的作用。适用于闭经、痛经等症,并有益于孕妇产后子宫复原。

〔药用验方〕

山楂消食汤: 生山楂30克,鸡内金10克,陈皮10克,茶叶10克,生姜3片,水煎二次,取药液300毫升,分三次温服。本品具有健脾开胃消食的功效。主治暴饮暴食、脘腹胀满、嗳腐酸臭等症。

专·家·提·醒

1. 山楂味酸,凡胃酸过多者慎用。
2. 有消化性溃疡和龋齿者,不宜食用山楂。
3. 山楂消食化积作用较强,过食易损伤脾胃。
4. 山楂能加强子宫收缩,孕妇不宜多食。
5. 山楂忌用铁锅熬煮,因山楂果酸会溶解铁锅中的铁,生成低价铁化合物,吃后可造成中毒。

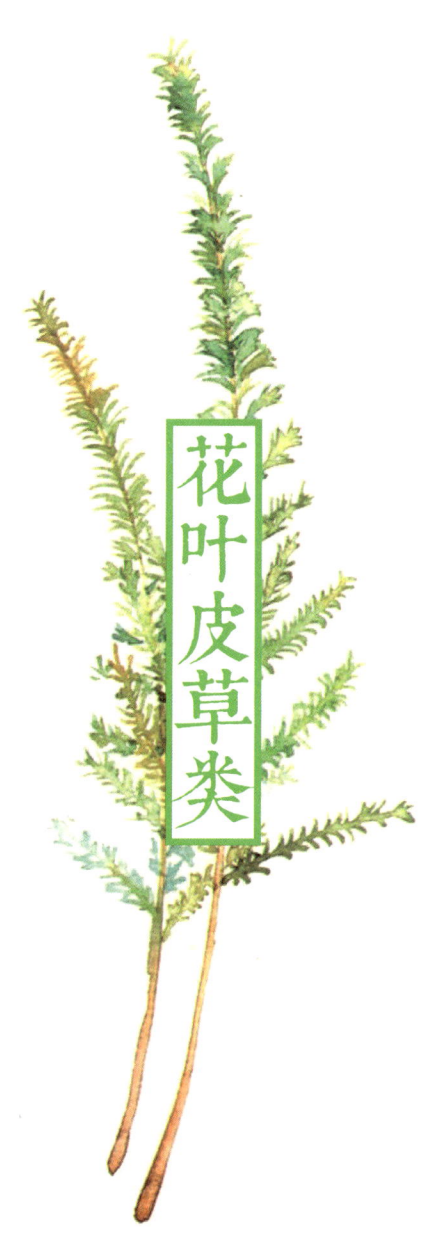

花叶皮草类

白茅根

——清凉止血

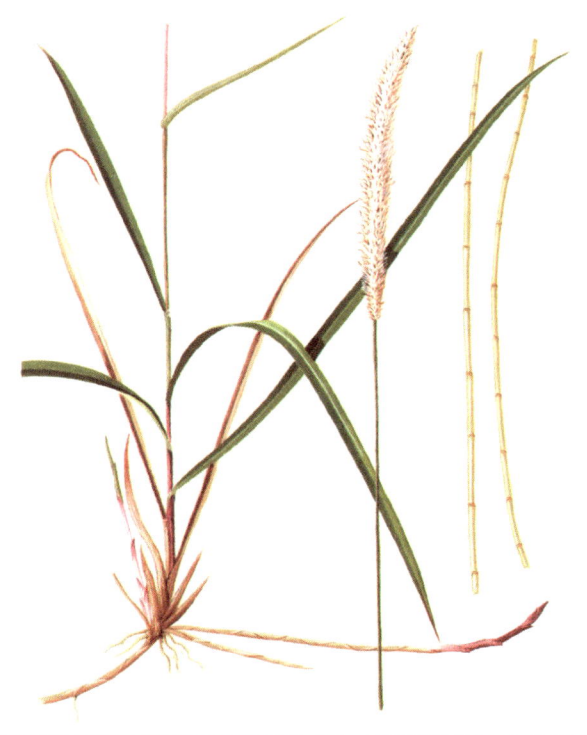

主要成分： 芦竹素、白茅素、薏苡素、豆甾醇、菜油甾醇、β 谷甾醇、蔗糖、葡萄糖，少量果糖、木糖、枸橼酸、草酸、苹果酸、钾等。

性味归经： 味甘，性寒，入心、肺、胃、膀胱经。

功效主治： 清热利尿，凉血止血。主治肺热咳嗽、热病烦渴、咳血、吐血、尿血、衄血等症。

用法用量： 一般用量15～30克（鲜品用30～60克），大剂量可用至250～500克。水煎服，或捣烂绞汁，或研细末。

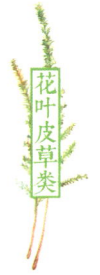

[成分功效]

白茅根水煎剂对家兔有利尿作用。白茅根水浸剂可降低血管通透性,从而缩短凝血时间及出血时间。叶含山柑子酮等,有清热利尿、凉血止血功效。又可用于高血压病的辅助治疗。

[药用验方]

茅根煎: 鲜白茅根200克,加水煎取400毫升,代茶饮。本品具有清凉止血的作用。适用于吐血不止、咯血、衄血、便血等症。

鲜茅根止血汤: 鲜白茅根150克,仙鹤草30克,侧柏叶30克,紫珠草30克,小蓟15克,蒲黄10克。水煎二次,取药液400毫升,分四次服。本品具有清热泻火、凉血止血的功效。主治由血热妄行所致的衄血、咯血、吐血、尿血等症。

旱莲草
——滋阴补肾

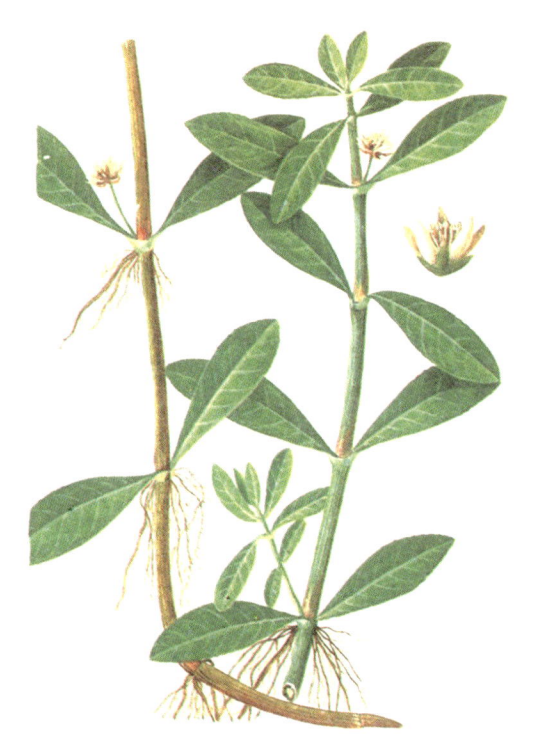

主要成分：挥发油、鞣质、皂苷、怀德内酯、维生素A样物质、苦味质、黄酮、异黄酮苷、生物碱、豆甾醇、谷甾醇等。

性味归经：味甘酸性寒。入肝、肾经。

功效主治：补血，凉血止血，清热解毒，滋阴补肝肾。主治吐血，衄血，尿血，便血，血崩，痢疾，小儿疳积及肝肾亏虚所致的须发早白、耳鸣等症。外用可治脚癣、湿疹、疮疡、创伤失血。

用法用量：6～15克（鲜品30～60克）水煎服，或熬膏、捣汁；也可外敷，或入丸、散。

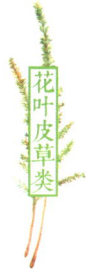

[成分功效]

旱莲草含挥发油、鞣质、皂苷、怀德内酯、维生素A样物质、苦味质、黄酮、异黄酮苷、生物碱、豆甾醇、谷甾醇等成分。

实验证明，旱莲草有良好的止血作用；对金黄色葡萄球菌、伤寒杆菌、宋内氏痢疾杆菌、绿脓杆菌等有抑菌作用；其乙醇提取物对肝功能有明显的保护作用。旱莲草水提物及其叶的粉末外敷具有止血作用，还可增加冠脉流量，提高小鼠耐缺氧存活时间，具有镇静、镇痛作用。

[美味食单]

旱莲饮：鲜旱莲草300克，捣烂绞汁，兑入蜂蜜60克，混合频服。本品具有滋补肝肾的作用。适用于因肝肾阴虚所致的腰酸耳鸣、头昏目眩、须发早白等症。

[药用验方]

二至丸（《医方集解》）：组成：旱莲草500克，捣汁熬膏，和女贞子500克研末共为丸。用法：临卧酒服。现代用法：女贞子不定量，蒸熟阴干，碾细筛净；将旱莲草用水煮两次，取汁煎熬，浓缩成流浸膏，适量加蜂蜜拌匀；加入女贞子粉末，拌匀为丸，每丸重9克。早晚各服一丸，温开水送下。功用：补肾养肝。主治：肝肾阴虚。表现症状为口苦咽干、头昏眼花、失眠多梦或腰膝软、下肢痿软、遗精、早年发白等。

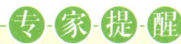

旱莲草性寒凉，脾胃虚寒者不宜服用。

菊 花

——清肝明目
附：野菊花

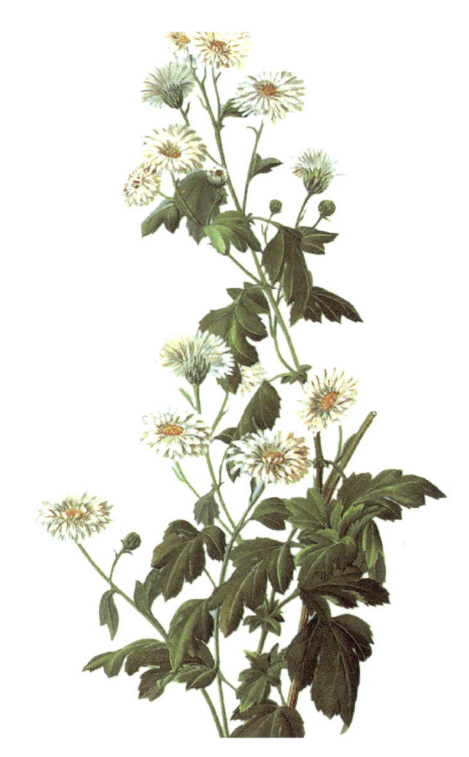

主要成分：胡萝卜素、烟酸、多种维生素，还含丰富的葡萄糖、丁二酸、柠檬酸、鞣酸、苹果酸、钙质、无机盐、芸香苷、琥珀酸、酒石酸等。

性味归经：味甘，性凉，入肝、肾经。

功效主治：补肝益肾，养血滋阴，润肠通便。主治头晕目眩、口渴耳鸣、须发早白、失眠多梦、消渴便秘、腰酸腿软等症。

用法用量：9～15克，水煎服。临床上用桑葚多熬膏用。桑葚膏15~30克，温开水冲服。

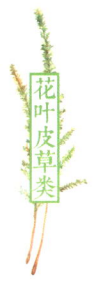

[成分功效]

菊花中所含微量元素硒可以防癌，锌可以增强机体的免疫功能。菊花有扩张冠状动脉、增加冠脉血流量的作用，能减轻心肌缺血，并能降低血压，抑制毛细血管通透性。菊花还有一定的解热、镇痛作用。杭菊对金黄色葡萄球菌、溶血性链球菌、宋内氏痢疾杆菌、伤寒杆菌、人型结核杆菌有抑制作用。白菊花对堇色毛癣菌等多种皮肤真菌有抑制作用；并能抑制毛细血管通透性而有抗炎作用。

[美味食单]

菊花茶：菊花15克，茶叶5克。以开水冲泡，加冰糖代茶饮。菊花茶具有疏风清热、清热明目的作用。适用于暑热烦渴又能预防感冒及中暑。

菊花粥：菊花15克，粳米100克。制法：秋季霜降前，将菊花采摘去蒂，烘干或蒸后晒干，或置通风处阴干，然后磨粉备用。先用粳米煮粥，待粥将成时，调入菊花，稍煮一二沸即可。此粥具有疏风清热、解渴明目的作用。适用于高血压、头晕目眩者。

菊花双耳汤：菊花10克，银耳10克，黑木耳10克，鸡蛋1个。先将银耳、黑木耳用温水泡发，并摘除蒂柄，除去杂质，洗净，再将菊花、银耳、黑木耳放入锅内，加水煮半小时左右，然后将鸡蛋打入汤内，调味即可。早、晚两次吃银耳木耳，喝汤。该汤具有滋阴补肾、清肝明目的作用。适用于肝肾阴虚的血管硬化、高血压等病症。

菊花鸡片火锅：菊花嫩头30克，鸡肉200克切片。铜锅加水，以急火烧沸，先投入鸡片，再放白菊花瓣煮食（也可用鲫鱼或鲤鱼肉拌和菊花瓣炸烩成"菊花鱼片火锅"，又是另一种风味）。本方具有补气健脾、清肝明目的功效。主治食欲不振、体乏无力、头晕眼花等症。

[药用验方]

桑菊饮（《温病条辨》）：组成：桑叶二钱五分（7.5克），菊花一钱（3克），杏仁二钱（6克），连翘一钱五分（6克），薄荷八分（2.5克），桔梗二钱（6克），生甘草八分（2.5克），苇根二钱（6克）。以水二杯，煮取一杯，每日二服。功效：疏风清热，宣肺止咳。主治：风温初起。但咳，身热不甚，口微渴。

菊花乌发丸：杭菊100克，黑芝麻100克，何首乌100克，茯苓100克。共研细末制成蜜丸，每丸10克，每次服1丸，每日服3次，连服数月。本方具有滋补肝肾、乌须黑发的功效。主治须发早白、腰酸腿软等症。

牛黄上清丸（片）：处方：牛黄、石膏、薄荷、菊花等。剂型规格：丸剂，每丸重6克。功能与主治：清热泻火，散风止痛。用于头痛眩晕，目赤耳鸣，咽喉肿痛，口舌生疮，牙龈肿痛，大便燥结。用法与用量：口服，一次1丸，一日2次。片剂口服，一次4片，一日2次。注意：孕妇慎用。

杞菊地黄汤：枸杞子10克，甘菊花10克，熟地15克，茯苓10克，淮山10克，泽泻10克，山萸肉10克，丹皮6克。水煎服。本方可滋肾养肝。主治因肝肾阴虚而致的两眼昏花、视物不明或眼睛干涩、迎风流泪等症。

[传说趣事]

古人说菊花是神仙之食：菊春生夏茂，秋花冬实，饱经霜露，备受四时之气，叶枯不落，花槁不谢。菊花不畏秋寒、霜重色愈浓是因为在低温环境中，菊花内的淀粉在酶的作用下溶解于水中而成单糖，增加了细胞的浓度，所以不易结冰受冻而抗寒。

菊花古时雅称"延寿客"：菊花入药始载于《神农本草经》，被列为上品，有"久服利血气，轻身耐老延年"的记载。《荆州记》载："南阳郦县（今河南省内乡县境内）北八里有菊水，其源旁悉芳菊，水极甘馨。谷中有三十家，不复穿井，仰饮此水，上寿百二十三十，中寿百余，七十犹以为早夭。"清朝扬州八怪郑板桥写诗赞美菊花的功效："南阳菊水多蓄旧，此是延年一种花。八十老人勤采啜，定教霜鬓变成鸦。"

菊花可酿菊花酒：菊花酒，服之轻身耐老，令人长寿。古代的皇帝称菊花酒为长寿酒。唐中宗登慈恩寺做寿，群臣献的就是菊花酒。菊花酒的做法：用甘菊花2000克，枸杞子500克，当归500克，生地黄1000克，加水适量煎汁，用纱布过滤后待用。用糯米3000克，淘洗后加清水适量煎至半熟沥干，与菊花药汁混匀蒸熟，拌入适量酒曲，装入瓦坛中，包好发酵，直发到有甜味时即成。常饮菊花酒，有养肝、明目、健脑、抗衰老等功效。宋代诗人陆游有一次病倒，饮用菊花酒后病除，于是写诗赞道："菊得霜乃荣，惟与凡草殊。我病得霜健，每却童子服。岂与菊同性，故能老不枯。"

菊花延寿：历代皇帝均喝菊花延年益寿，抗衰老。清朝，从康熙到光绪，经历了8个皇帝，其平均寿命为53岁。而同治光绪两朝的实际统治者——慈禧太后的寿命却长达73岁。慈禧太后长寿与她长期服用长寿药膳和补益药有很大关系。据《慈禧光绪医方选议》记载："菊花延龄膏是慈禧一生中最喜爱、常服的药膳，老年时期更是每

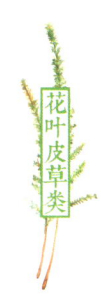

天必进之膳。"菊花延龄膏的做法：菊花瓣适量（干、鲜均可），洗净加水煎煮，去渣熬成浓汁，再拌入适量的蜂蜜而成膏状，每次10克，温开水冲服，每日3~4次。菊花除疏风泄热、清肝明目、解毒消肿外，尚有滋补作用。慈禧太后肝经有火，肺胃有蓄热，又届耄耋之年，故服用补泻兼施的菊花延龄膏，以轻身耐老。

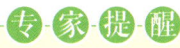

1. 气虚胃寒者不宜服用菊花。
2. 虚寒、食少、泄泻者，宜少服菊花。
3. 阳虚寒盛者忌服用菊花。

野菊花

野菊花为菊科植物野菊的干燥头状花序。入药称野菊花。野菊花味苦辛，性微寒，具有清热解毒消肿的功效。与菊花比较，野菊花擅长清热解毒，主治疔疮疖肿、咽喉肿痛、风火赤眼等症，如野菊花配金银花、蒲公英等组成的五味消毒饮。野菊花又有降压作用，可用于治疗高血压，单味泡水代茶饮或与草决明配伍应用，如野菊花配草决明组成的菊明降压丸，可用于治疗原发性高血压。

金银花
——疗疮解毒
附：银花藤

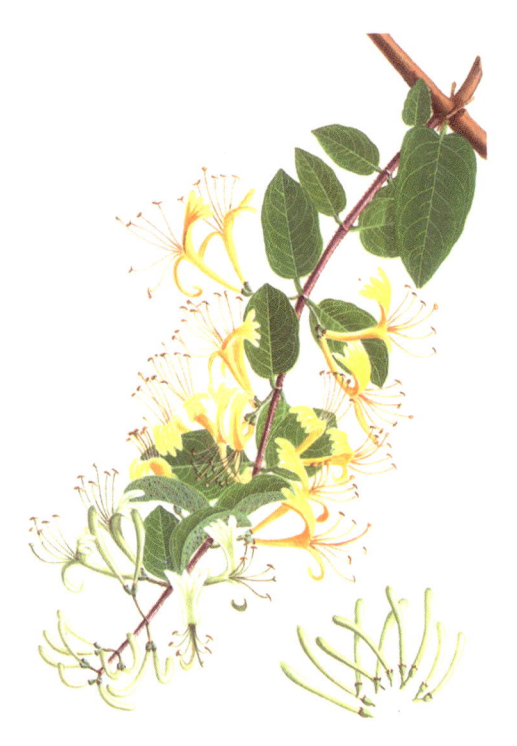

主要成分：绿原酸、异绿原酸、木犀草素、忍冬苷、肌醇、皂苷、鞣质、挥发油等。

性味归经：味甘，性寒，入肺、心、胃经。

功效主治：清热解毒，疏散风热。主治痈肿疔疮、喉痹、丹毒、热毒血痢、风热感冒、温病发热等症。

用法用量：一般用量为6～15克，治疗重症可用至50～100克，水煎服。外用鲜金银花适量，捣烂外敷。

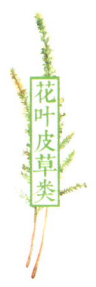

[成分功效]

研究证明，金银花有较强的抗菌作用和较广的抗菌谱，对痢疾杆菌、大肠杆菌、白喉杆菌、肺炎双球菌、葡萄球菌等均有较强的抑制作用，对皮肤真菌亦有抑制作用，对钩端螺旋体、流感病毒及致病霉菌等多种致病微生物亦有抑制作用；拮抗内毒素，对内毒素有直接摧毁作用；有明显的抗炎及解热作用。金银花水浸液及醇浸液对肉瘤及艾氏腹水瘤有明显的细胞毒作用，有一定的降低胆固醇作用，还有增强免疫功能和抗早孕作用。

忍冬的茎枝、节部、叶片、花中均含有黄酮，把忍冬植物的不同部位对白色葡萄球菌发挥抑菌作用进行比较，发现果、叶片较花蕾效果强。临床有人试用单味忍冬叶治疗急性腹泻（急性菌痢、急性肠炎），取得了很好的疗效。

[美味食单]

金银花露： 金银花100克，加水蒸馏制成金银花露，每次口服10毫升，每日3次。金银花露具有解暑清热的作用。适用于治疗小儿热疖、痱子等症，还可以作为夏季解暑饮料。

金银花炒肉丝： 金银花瓣10克，黄瓜60克，胡萝卜30克，瘦肉60克。将瘦肉、黄瓜、胡萝卜洗净切成丝，先将瘦肉炒熟，再将金银花瓣、黄瓜、胡萝卜丝拌入炒熟的肉丝中，酌加佐料，即成美味的冷拌菜。这道菜具有益气开胃的作用。适用于暑夏天热食欲不振、体乏无力者。

金银花茶： 金银花15克，开水泡，代茶饮。金银花茶具有祛暑明目的作用。适用于夏天口干、咽干、眼屎多等症。

银花菊花粥： 银花5克，白菊花5克，粳米100克。先将粳米加水煮粥，等粥熟时加入银花菊花、稍煮5分钟即可。银花菊花粥具有清热解毒、祛湿止痢的作用。适用于暑天感冒、头痛、目赤、咽喉肿痛等症。脾虚便溏者忌食。

[药用验方]

辛凉解表汤： 金银花15克，连翘15克，竹叶10克，牛蒡子10克，虎杖15克，淡豆豉10克，芦根30克，荷叶10克，丹皮10克，赤芍15克，甘草6克。水煎服，每日1剂，连服5～7日。本方具有辛凉解表的功效。主治外感风热、微恶风寒、发热汗出、咽喉不利等症。

清热利咽汤：金银花20克，连翘15克，黄芩15克，牛蒡子10克，薄荷、射干、元参各10克，虎杖15克，桔梗10克，酒军3克，甘草6克。水煎服，每日1剂，连服1周。本方具有清热解毒、利咽止疼的功效。主治急性咽炎、扁桃体炎，症见发热口渴、咽喉肿痛、便干尿黄等症。

清热解毒汤：金银花、连翘、紫花地丁、野菊花、蒲公英、黄芩各15克，大黄、柏子各10克，甘草6克。水煎服，每日1剂，连服1周。本方具有清热解毒的功效。主治疮疡痈肿、红肿热痛等症。

清利肝胆汤：金银花20克，连翘15克，大青叶15克，龙胆草10克，黄芩15克，柴胡10克，茵陈10克，虎杖15克，酒大黄15克，甘草6克。水煎服，每日1剂，连服1~2周。本方具有清热利胆的功效，主治急性肝炎、胆道感染、胆囊炎等症。

祛风止痒汤：金银花30克，野菊花10克，当归15克，苦参10克，防风10克，白鲜皮30克，甘草6克，蝉蜕6克。水煎服，每日1剂，连服1~2周。本方具有祛风止痒的功效。主治湿疹、皮炎、瘙痒难忍等症。

清热通淋汤：金银花15克，海金沙15克，瞿麦15克，白茅根20克，车前子草各10克，知柏各10克，赤小豆20克，竹叶10克，甘草6克。水煎服，每日1剂，连服1周。本方具有清热通淋的功效。主治泌尿、生殖系统感染，症见尿频尿急尿疼、少腹胀坠不适、发热口苦等症。

[传说趣事]

金银花解蘑菇毒：宋朝《夷坚志·再补》一书中记载：崇宁年间，苏州天平山白云寺中的五个和尚，在山上采到一棵很大的蘑菇，摘回后在一起煮了吃。食后到了夜间发病，出现腹痛、呕吐、烦躁等症。寺中有金银花一棵，其中三人急忙采金银花叶生食，遂愈。另二人不肯食，呕吐至死。

名称的由来：金银花三四月开花，长寸许，一蒂两花二瓣，一大一小如半边状，长蕊，花初开者，蕊、瓣俱色白，经二三日，则色变黄，新旧相参，黄白相映，故呼金银花。金、银都是宝，所以金银花又俗称"二宝花"。李时珍《本草纲目》曰："忍冬处处有之，藤生，凌冬不凋，故名忍冬。"

金银花称为鸳鸯花：金银花雌雄花蕾成对腋生，夏季开花。初放时洁白如银，数

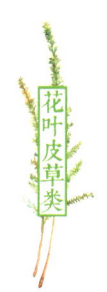

日后变为金黄，新旧相参，黄白相映，形成一金一银色调，散发浓香。金银花被人们爱称为鸳鸯花，有诗赞曰："天地细蕴夏日长，金银两宝结鸳鸯。山盟不以风霜改，处处同心岁岁香。"

专家提醒

1. 虚寒泄泻及疮流清脓者忌服金银花。
2. 气虚无热毒者忌服金银花。

银花藤

银花藤又名忍冬藤，为金银花的茎枝，味甘性寒，入肺、胃经。具有清热解毒、疏风通络的功效。常用于治疗温病发热、热毒血痢、痈肿疮疡、风湿热痹、关节红肿热痛、屈伸不利等症。煎服用量 15 ~ 30 克。

桑 叶
——止汗减肥
附：桑白皮 桑枝

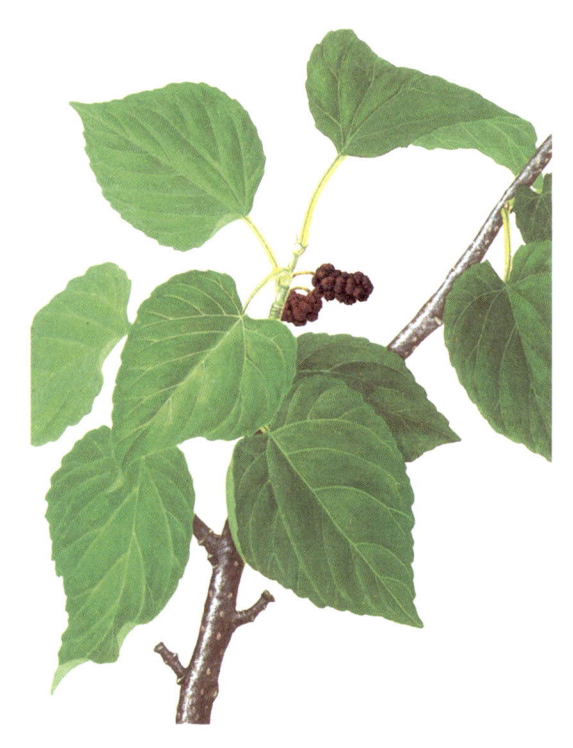

主要成分： 黄酮苷、酚类、氨基酸、有机酸、胡萝卜素、腺嘌呤、胆碱、梦榆皮苷、胡卢巴碱、麦角甾醇、维生素B、糖、鞣质。

性味归经： 味甘、苦，性寒，入肺、肝经。

功效主治： 疏散风热，清肺润燥，清肝明目，凉血。主治发热头痛、咳嗽吐血、目赤肿痛、头晕目眩、头胀头痛等症。

用法用量： 内服用量5～10克，水煎服或入丸散。外用可用至30~120克，煎水洗或捣敷。桑叶用蜜炮制能增强其润肺止咳的作用，故肺燥咳嗽多用蜜制桑叶。

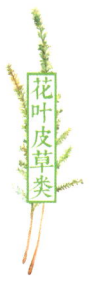

[成分功效]

药理实验表明桑叶有抗糖尿病作用；高浓度煎剂（31毫克/毫升）在体外有抗钩端螺旋体作用。

[美味食单]

桑叶茶(《食疗本草》)：制法：选取叶片完整、大而厚、色黄绿、质脆之桑叶，搓碎，去梗，加炼蜜和开水少许，拌匀，稍闷，置锅内用小火炒至不黏手为度，取出，放凉。一般100克桑叶需用炼蜜25克左右。服法：每次10克，白开水冲泡。功用：养肝明目。主治年老体弱、头晕目眩、视物模糊、小便频多等症。

桑菊茶：桑叶15克，杭菊花10克，淡竹叶5克。将桑叶、菊花、竹叶用水冲洗干净，一起入锅，加清水1000毫升煎煮成500毫升。桑菊茶具有清热散风、益胃明目的作用。主治风热外感、头昏头痛、痰热咳嗽、小便短赤等症。

[药用验方]

桑麻丸：桑叶250克，黑芝麻250克。共研细末，炼成水丸，每次服6克，一日三次。本方具有强筋骨、乌须发、悦颜色的功效。主治老年高血压患者头晕耳鸣、肢体麻木等症。

桑叶决明饮：桑叶15克，决明子10克，菊花5克，生甘草5克。加清水1000毫升煎至300毫升，分三次内服。本方具有疏风、清热、明目的功效。主治风热目赤涩痛等症。

桑叶煎：桑叶60克，芒硝10克。先将桑叶煎汤取200毫升去渣，再加入芒硝溶化，用药液热熏病眼。本方具有清热明目的功效。主治沙眼目赤涩痛等症。

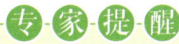

桑叶性寒，风寒感冒和肺寒咳嗽不宜用桑叶。

车前草

——清热通淋
附：车前子 车前叶

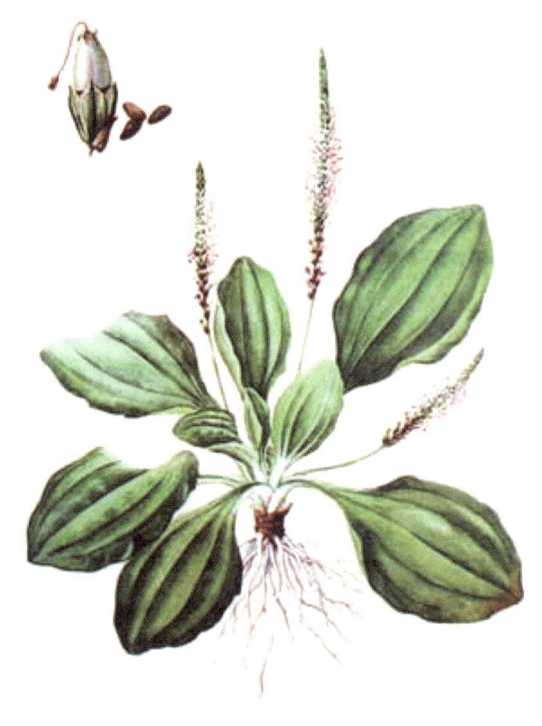

主要成分：车前草含车前苷、车前烯醇酸、桃叶珊苷等。种子含多量黏液质、琥珀酸、腺嘌呤、车前糖、胆碱、维生素C等。

性味归经：味甘，性寒，入肺、肝、肾经。

功效主治：清热利尿，祛痰止咳，解毒明目。主治热淋血淋、暑热腹泻、目赤肿痛、肺热咳嗽等症。尤长于清热解毒，可治疗热毒疮疡、急性泻痢等症。

用法用量：15～30克，水煎服。或研末作丸服。

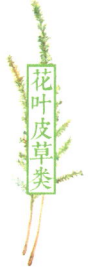

[成分功效]

车前草有祛痰止咳和抗菌作用,能使呼吸道分泌明显增加;车前子有利尿作用,能增加尿量,促进尿素、氯化物、尿酸等的排泄。

[药用验方]

车前茶: 车前草100克,水煎,加红糖适量,代茶频饮。车前茶具有清热利尿的作用。适用于尿频尿热、小便困难、水肿等症。

济生肾气丸(《济生方》): 成药每服9~12克,每日1~2次,温开水送服,如能以黄芪、党参煎汤送服更佳。如作汤剂可按下方:怀牛膝9克,车前子12克(包煎),淮山药12克,云苓12克,熟地24克,山萸肉9克,丹皮6克,泽泻9克,附子9克,肉桂3克。水煎服。本方具有温补肾阳的功效。主治腰痛脚软、下半身有冷感、少腹拘急、小便不利、尺脉沉细、舌质淡而胖、苔薄白不燥等症。

加减驻景丸(《局方》): 车前子60克,当归、熟地各15克,五味子、杞子、楮实子、川椒各30克,菟丝子250克。共为细末,蜜水煮糊丸,如梧桐子大,每服30丸,空腹盐汤送下。本方具有补肾利尿的功效。主治慢性肾炎、下肢浮肿、小便短少等症。

车前子散(《审视瑶函》): 车前子、密蒙花、羌活、白蒺藜、黄芩、菊花、龙胆草、草决明、甘草,各等分为末,每服6克,食后饭汤送下。本方具有清肝明目的功效。主治目赤肿痛、眼涩流泪、烦急头痛、头晕眼花、小便短赤等症。

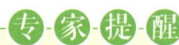

脾胃虚寒者不可服车前草。

车前子 车前叶

车前子: 车前子为车前科多年生草本植物车前的成熟种子。车前子以粒大色黑、白色小凹点明显者为佳。车前子含车前子酸、车前苷、琥珀酸、黏液质。车前子性味、功效与车前草相似，甘寒，具有利水清热的功效。主治水肿、小便不利、全身浮肿，或膀胱湿热之小便赤涩热痛等症。治水肿常与白术、茯苓、泽泻等健脾利湿之品配伍，治淋证有单用一味车前子研末吞服者，现临床常与萹蓄、木通、滑石等清热利湿药配伍，如八正散。常用6～15克，作汤剂要布包入煎。利水宜炒用，补虚宜酒制。凡内伤劳倦、阳气下陷、肾虚精滑及内无湿热者慎用。

车前叶：车前叶为车前草的叶。车前叶味甘性寒，入肝、肾经，具有清热凉血、清肝明目、祛痰止咳、渗湿止泻的功效。主治小便短赤、尿血、鼻出血、便血、咳嗽痰黄等症。

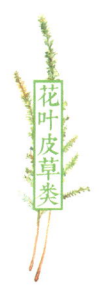

陈 皮
——健脾化痰
附：橘叶 橘核 橘络

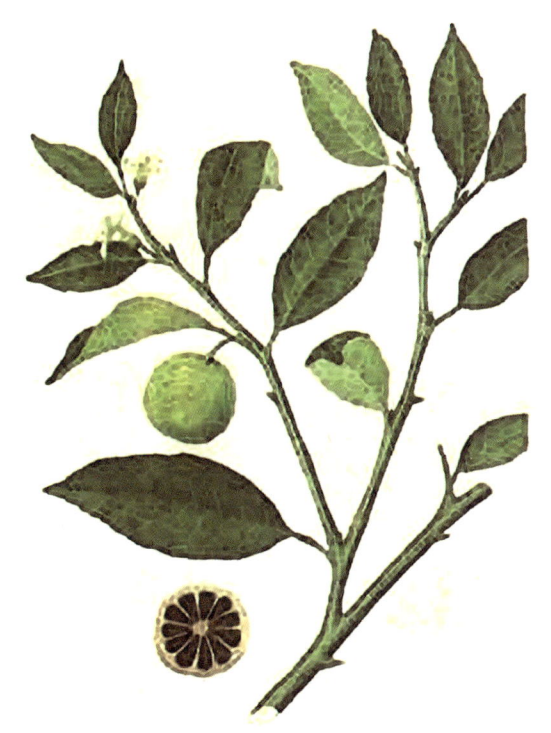

主要成分：挥发油（其中主要成分为右旋柠檬烯、枸橼醛）、橙皮苷、新橙皮苷、柑橘素、川陈皮素、二氢川陈皮素、5-去甲二氢陈皮素、肌醇、维生素B、维生素C、胡萝卜素、隐黄素、辛弗林等。

性味归经：味辛、苦，性温，入脾、肺经。

功效主治：理气健脾、燥湿化痰。主治胸腹胀满、气逆不顺、食欲不振、呕吐腹泻、咳嗽痰多等症。

用法用量：煎服3～9克，也可入丸散、熬膏、浸酒。可外用。

[成分功效]

陈皮对胃及小肠运动有抑制作用，可以明显抑制溃疡发生，抑制胃液分泌，合用维生素C及维生素K，其抗溃疡作用显著增强。陈皮的甲醇提取物对α萘基异硫氰酸酯（ANT）引起的大鼠肝损害有保护作用。陈皮不仅能够抑制ANT引起的血清中胆红素的增加，还能抑制肝实质损害导致的肝内酶的释放。甲基橙皮苷可增加胆汁及胆汁内固体物质的排泄量，合用维生素C和维生素K可增强利胆效果。柠檬烯对胆固醇结石有理想的溶石作用。陈皮所含挥发油有刺激性祛痰作用，主要有效成分为柠檬烯。临床初步观察也证明陈皮对于支气管哮喘有一定疗效。川陈皮素有支气管扩张作用，强度略逊于氨茶碱。陈皮中的辛福林对血小板活化因子诱发的胃黏膜损伤有保护作用。橙皮苷与甲基橙皮苷均有维生素P样作用。橙皮苷有对抗蝮蛇毒素或溶血卵磷脂、增加血管通透性的作用。陈皮素能显著对抗蛋清致敏的豚鼠离体回肠与支气管的过敏性收缩。

陈皮煎剂尚能扩张冠脉。橙皮苷查尔酮有降压作用。磷酰橙皮苷有降血脂和防止动脉粥样硬化作用，有缩短出血和凝血时间的效果。广陈皮在试管内可抑制葡萄球菌、卡他奈氏菌、溶血性嗜血性菌的生长。用橙皮苷预先处理的Hela细胞，能预防流感病毒的感染。

[美味食单]

陈皮鸭：陈皮10克，鸭子1只，食盐、生姜、绍兴酒适量。先将鸭子削净，去毛，用酒、盐涂擦鸭腔内外，腌1小时；陈皮用水浸软；上锅，烧热少量油，将鸭放入锅内煮至金黄色，加入陈皮及调料，加水仅盖过鸭面，焖熟至汁稠即可食用。本品具有滋阴养胃、理气化痰的作用。适用于老年性慢性气管炎、咳嗽有痰者。

[药用验方]

橘皮竹茹汤《金匮要略》：橘皮10克，竹茹10克，党参10克，甘草3克，生姜12克，大枣10克，水煎服。本方具有和中止呕的功效。主治脾虚食少、恶心呕吐等症。

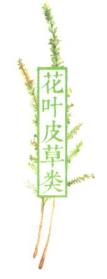

> **专家提醒**
> 1. 陈皮辛散苦燥，温能助热，内有实热者慎用。
> 2. 气虚及阴虚燥咳者不宜用陈皮。
> 3. 有吐血证者慎用陈皮。
> 4. 无气滞、痰湿者不宜使用陈皮。

橘叶 橘核 橘络

橘叶： 橘叶又名橘子叶、青橘叶，为芸香科植物橘及其变种的叶。橘叶味苦辛性平，入肝、胃经。具有疏肝行气、化痰散结的功效。主治胸胁胀痛、小肠疝气、睾丸肿痛、乳痈肿痛等症。用法：水煎服，用量6～10克，微炒杵碎入煎效佳，鲜品30～60克。注意事项：气虚阴伤者慎用。

橘核： 橘核为橘的种子。性味苦平。入肝经。具有行气散结止痛的功效。主治疝气、睾丸肿痛及乳房结块等症。用量3～10克。

橘络： 橘络为橘的中果皮及内果皮之间的簧管束群（俗称筋络）。性味甘苦平。入肝、肺经。具有宣通经络、行气化痰的功效。主治痰滞经络、咳嗽胸胁作痛等症。用量3～5克。

蒲公英
——清热解毒

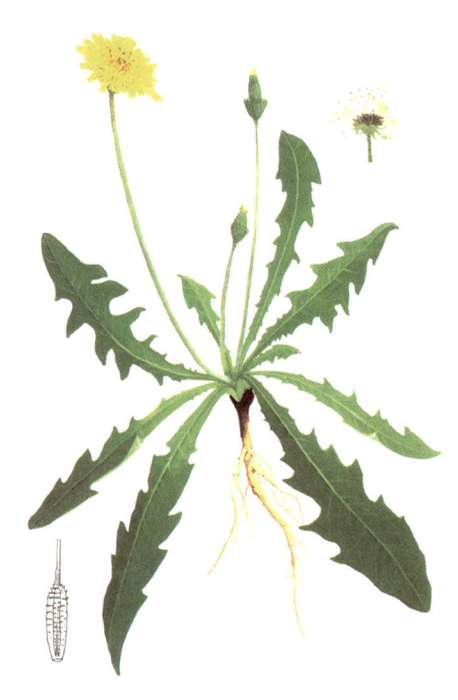

主要成分：蒲公英甾醇、胆碱、菊糖、皂苷、树脂、果胶、苦味质、胡萝卜素、维生素B、维生素C等。

性味归经：味苦、微甘，性寒，入肝、胃经。

功效主治：清热解毒，利尿除湿，清肝明目，健胃利胆，催乳缓泻。主治乳痈肿痛、疔毒疮肿、肺痈、肠痈、尿热淋短涩、湿热黄疸、目赤肿痛等症。

用法用量：鲜蒲公英50～100克，干蒲公英15~30克，水煎服，或绞汁、作散剂或炒食。

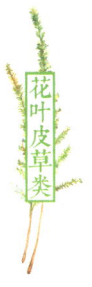

[成分功效]

研究发现：蒲公英水煎液对金黄色葡萄球菌和溶血性链球菌有较强杀灭作用，对肺炎双球菌、脑膜炎球菌、白喉杆菌、绿脓杆菌、变形杆菌、痢疾杆菌、伤寒杆菌及卡他球菌等亦有一定的杀灭作用，对某些病毒、真菌及钩端螺旋体也有抑制作用，对大鼠应激性溃疡有明显的保护作用。此外，蒲公英注射液或蒲公英醇提取物尚有一定的利胆和保肝作用。蒲公英尚有健胃、轻度泻下等作用。

临床报道：蒲公英注射剂、煎剂、片剂、糖浆等用于治疗多种感染均取得较好疗效，包括上呼吸道感染、慢性气管炎、肺炎、传染性肝炎、泌尿系感染、外科疾患、五官科炎症、皮肤科炎症，以及败血症、伤寒、胆道感染、腮腺炎、胃及十二指肠溃疡、慢性胃炎、急性扁桃体炎、中耳炎化脓期等。

[药用验方]

蒲公英汤：鲜蒲公英60～120克，水煎服。该方具有清热解毒的功效。主治疔疮疖肿、目赤肿痛等症。

公英银花汤：蒲公英30克，银花30克，连翘15克，黄芩15克。以黄酒、水和煎，温服。该方具有疗疮解毒的功效。主治乳痈肿痛、疮疡等症。

公英地榆散：蒲公英100克，地榆100克，乌贼骨50克，三七粉30克。共研细末，每次服3克，用生姜、大枣煎汤送服。本方具有凉血止血、益胃止痛的功效。主治慢性胃炎、胃及十二指肠溃疡出血，以及痔疮出血等症。

公英通淋汤：蒲公英30克，车前子草各10克，赤小豆15克，白茅根30克。水煎服，每日2剂。本方具有清热凉血、通淋止痛的功效。主治热淋涩痛等症。

治乳腺炎方：蒲公英40克，白酒500毫升浸7天，过滤，每次服30毫升，每日3次。或蒲公英根茎100克，研细末加凡士林调成膏状，或用鲜草全株捣成糊剂敷于患处。每日2次。

[传说趣事]

蒲公英治愈孙思邈的疔毒：唐代名医孙思邈在《千金要方》序言中记载：他在贞观五年七月十五日夜间，不小心左手中指背碰撞在庭院的树枝上，第二天早晨手指剧烈疼痛，难以忍受。十天后肿痛得越发厉害，颜色像煮熟了的赤小豆。有位老人告诉他，用蒲公英可以治。孙思邈立即使用蒲公英内服外敷，很快痛止肿消，"未十日而平复如故"。从此孙思邈经常使用蒲公英治痈肿疔毒，疗效极佳。

蒲公英治愈肝胆病医案：中国药科大学叶橘泉教授曾遇到一位以鲜蒲公英治愈的肝胆病患者，并对其治疗经过感触颇深。有位中年妇女，病由黄疸变为黑疸，面目呈青褐色，胸满腹胀，顽固性便秘，他人认为黄疸变为臌胀，已成不治之症。患者卧床已年余，家中因病所致已贫困不堪。求治于叶教授，叶橘泉教授免费诊治。送服几剂药后，稍有好转。后嘱其家属自挖蒲公英，每日90~120克煮汤喝，结果一个多月未花分文，竟把迁延一年零七个月的慢性肝胆病治愈了。事后叶老发出这样的感叹："蒲公英过去我也常用，而这次鲜草单独用，竟有如此疗效，这就增加了我对中药的用法、剂量与疗效关系的新认识，使用单味药剂量应增加。"

蒲公英健胃，可制成咖啡代用品饮用：将蒲公英根放在火炉上焙至干脆，然后研成粉末，作为饮料——该法始于美洲印第安人的发明，后来被欧洲人学了去，因为它营养丰富又有兴奋作用却不含咖啡碱。美国的一些食品商店就卖蒲公英根制成的粉。日本人对此又进行了重新开发，制成健康饮料，甚至进入高级咖啡馆。看来蒲公英的保健功能颇有开发前景，目前国内市场上已有用蒲公英制成的营养饮品及保健茶。

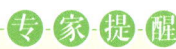

专家提醒

1. 蒲公英用量过大可致缓泻。
2. 脾虚腹泻或脾胃虚寒者不宜多食蒲公英。

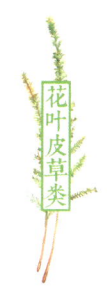

紫苏叶

——解表散寒
附：苏子 苏梗

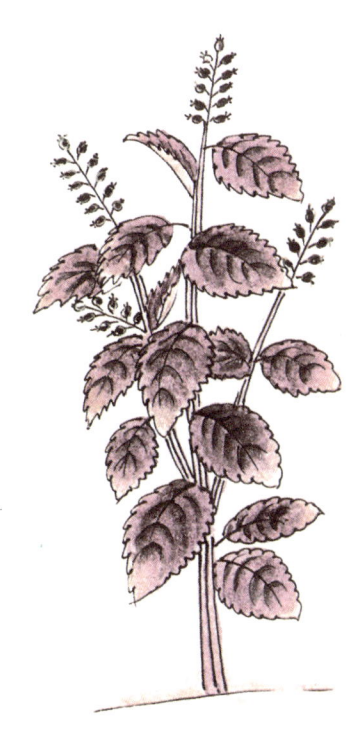

主要成分：挥发油、紫苏醛、左旋柠檬烯、脂肪、维生素B_1、精氨酸、枯醇、矢车菊素等。

性味归经：味辛，性温，入肺、脾经。

功效主治：解表散寒，行气和中，解毒。主治风寒感冒、咳喘胸闷、痰多稀白、梅核气、呕吐、腹胀疼痛等症。解表散寒、温胃止呕用苏叶，舒肝理气、安胎消胀用苏梗。

用法用量：6～10克，水煎服。单用60～100克，捣烂外敷或煎水外洗。

[成分功效]

紫苏叶的挥发油中含白苏烯酮。紫苏全草挥发油有异戊基-3-呋喃甲酮、紫苏醛、薄荷醇、丁香油酚。

现代研究：紫苏水浸液对葡萄球菌、痢疾杆菌、大肠杆菌等均有抑制作用，能促进消化液的分泌，增加胃肠蠕动而健胃助消化；能减少支气管分泌物，缓解支气管痉挛。紫苏油有较强的食物防腐作用。紫苏水煎剂及乙醇浸剂均能扩张皮肤血管，刺激汗腺分泌，故能发汗解热。

[美味食单]

紫苏鸡蛋汤：鲜紫苏30克，鸡蛋2个。上锅加水煮沸，将鸡蛋打入碗中，打散，放入锅中，煮沸后放入紫苏、香油、味精、食盐调味即可食用。本品具有和中散寒的作用。适用于食少腹胀、喜热饮食等症。

[药用验方]

紫苏解表汤：苏叶15克，防风10克，羌活10克，荆芥10克，生姜6克，桂枝10克。水煎服，每日2次。本品具有解表散寒的功效。主治外感风寒而致鼻塞流清涕、全身酸痛等症。

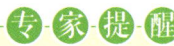

气虚表虚及阴虚发热者慎用紫苏。

苏子 苏梗

苏子：即紫苏之干燥成熟果实。性味辛温。入肺经。具有降气、消咳平喘、润肠的功效。主治痰饮喘嗽兼便秘者。用量为4.5～10克。

苏梗：即紫苏之茎。性味辛温。入肺、脾经。具有理气安胎的功效。主治腹满、胸闷、恶心、胎动不安等症。用量4.5～10克。不宜久煎。

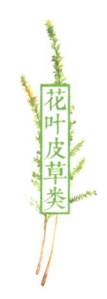

马齿苋

——清热止痢

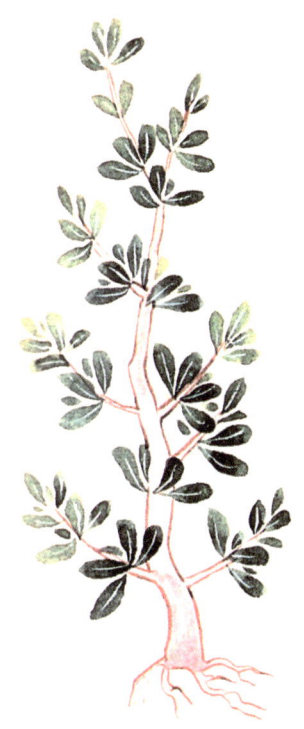

主要成分：大量去甲基肾上腺素、钾盐，尚含二羟基苯乙胺、二羟基苯丙氨酸、苹果酸、柠檬酸、蔗糖、葡萄糖、果糖、钙、磷、铁、胡萝卜素、硫胺素、核黄素、尼克酸、维生素C等。

性味归经：味甘、酸，性寒，入肝、大肠经。

功效主治：清热解毒，利尿通淋，消肿止血。主治湿热泄泻、痢疾、肺痈、肠痈、乳疮、热淋、小便不利、妇女湿热带下、月经过多、崩漏、产后出血或尿血、便血等症。

用法用量：15～30克（鲜品60～120克），水煎服或捣汁饮，或制成糖浆、针剂，或焙干为末。外用适量，可捣敷或煎水洗或湿敷。

[成分功效]

实验证明马齿苋具有抗菌作用。马齿苋对各型痢疾杆菌及伤寒杆菌、大肠杆菌、金黄色葡萄球菌有抑制作用,对某些致病性真菌也有不同的抑制作用。马齿苋提取液对子宫有明显兴奋作用,产妇口服其鲜汁液,可见子宫收缩频率增多,强度增加。

[美味食单]

蒜茸拌马齿苋:马齿苋500克,大蒜30克。先将马齿苋洗净,入沸水中焯过、挤干水分,切段,装盘;另将大蒜去皮拍碎成泥,撒在马齿苋中,拌匀调味即可食用。本品具有清热利尿的作用。适用于口苦口干、尿黄不利等症。

[药用验方]

马齿苋止泻汤:鲜马齿苋100克,蒲公英60克。加水1500毫升,煎取300毫升,过滤,分3次温服。本品具有利尿止泻的功效。主治小儿单纯性腹泻并预防菌痢。

马齿苋通淋汤:马齿苋30克。蓄20克,苦参15毫升,白鲜皮20毫升。水煎2次,煎液合并浓煎成300毫升,早午晚各服100毫升。每日1剂。本品具有清热通淋的功效。主治尿频尿热尿痛、小便不利等症。

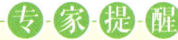

马齿苋性寒,脾胃虚寒、肠滑作泄者不可服用。

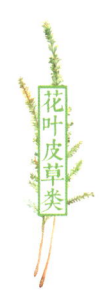

红 花
—— 活血通经
附：藏红花

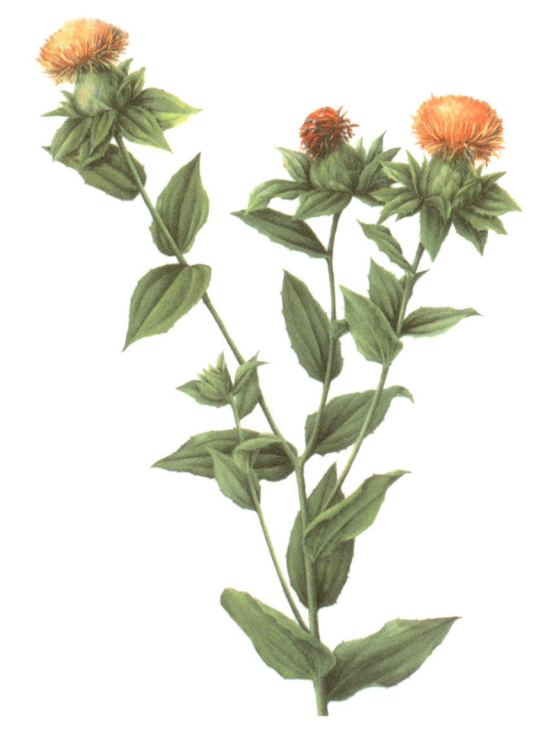

主要成分：蛋白质、脂肪、糖类、维生素A、硫胺素、核黄素、胡萝卜素、灰分、水分、十余种游离氨基酸，以及钙、磷、铁等成分。

性味归经：性寒，味甘、咸，入肝、胃经。

功效主治：清热化痰，通经散结，消肿解毒，滋阴补髓。主治产后腹痛、眩晕健忘、腰酸腿软、风湿性关节炎、湿热黄疸、痈肿疔毒、漆疮、疥癣、冻疮等症。

用法用量：蒸食、酒浸、油炸、煎汤或烧存性研末，或入丸散。一般用量100~500克。

[成分功效]

研究表明，红花有轻度兴奋心脏、增加冠状动脉血流量、降低血压和胆固醇的作用。以红花为主药治疗冠心病，不仅可缓解心绞痛症状，还可以改善患者的心电图，尤其对轻、中度慢性冠心病心绞痛患者有明显的治疗效果。红花对支气管平滑肌有收缩作用。红花煎剂及乙醇提取液等均可降低动物血压，且作用持续时间较长。红花煎剂尚可使狗肾血管收缩，肾容积缩小。红花可使全血凝固时间及血浆复钙时间显著延长。红花黄色素及其组分黄-Ⅱ、黄-Ⅲ既能抑制ADP诱发的血小板聚集，又可明显改善由高分子右旋糖酐所致的微循环障碍，从而可抑制大鼠体外血栓形成；还有明显的改善家兔外周循环的作用，对缺血缺氧性脑损伤有保护作用。红花煎剂可兴奋小鼠、家兔、猫、豚鼠、狗等的在体、离体子宫，小剂量可使子宫发生紧张性或节律性收缩，大剂量使用可使子宫紧张性与兴奋性升高，自动收缩增强甚至痉挛。此作用对已孕子宫较未孕子宫明显，所以对孕妇忌用，对月经过多、有出血倾向的女性患者也不宜用或慎用。红花黄色素有镇痛作用，并可增强巴比妥类的作用。红花50%甲醇及水提取物能抑制角叉菜胶所致的足肿胀，提示红花有抗炎作用。

[药用验方]

冠心片（北京地区防治冠心病协作组）：每12片含川芎、红花生药各15克。每日三次，每次4片，开水送服。本方具有活血止痛的功效。主治冠心病、心绞痛等症。

跌打活血汤：红花6克，桃仁6克，苏木6克，归尾9克，赤芍9克，枳壳6克，木香1.5克，乳香9.5克，没药4.5克。水煎服。本方具有舒筋活血、散瘀止痛的功效。主治跌打损伤、瘀血疼痛、闪腰岔气等症。

[传说趣事]

美容红花油：红花的主要成分是红花苷，为常用的红花色素（红色素、黄色素），从红花中分离出红色素，自制成红花油作化妆品用。唐代李中在《咏红花》中对红花用作化妆品这样描绘："红花颜色掩千花，任是猩猩血未加，染出轻罗莫相贵，古人崇俭戒奢华。"

红花液熏蒸法治产妇瘀血病案：宋·《养疴漫笔》和宋·顾文荐《船窗夜话》均载用红花煮水熏蒸法救治一位昏迷产妇的病案：宋代医家浙江奉化人陆酽医术精湛，

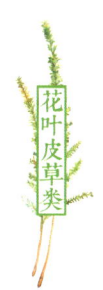

当时极有盛名。新昌县有一徐姓妇女得了产后病,不远二百余里去请陆酽,陆酽刚来到,产妇已经昏死过去,只是胸膈部位尚温。陆酽仔细诊脉后说:"这是产后血晕(血闷)。快去买红花数十斤,还可以救活。"红花买来后,陆酽用大锅煮药,等到药汤煮沸,倒入大木桶中,然后上面加一花格木窗,让产妇躺在上面,以药汽熏蒸。药汤稍冷,就再换一桶。一会儿工夫,产妇的手指即能动,半天后便苏醒了。红花具有活血化瘀的功效,陆酽利用熏蒸疗法,使药汽作用于人体发挥药效,抢救了这一濒死而不能服药的危重病例,确实值得称道。

专·家·提·醒

1. 红花入血分,祛瘀力强,故孕妇不宜应用,以防动胎。
2. 溃疡病患者或有出血性疾病的患者应慎用。

藏红花

藏红花又称番红花、西红花,与草红花不同。藏红花其实并不产于西藏,而是因为这种药材早期是从地中海沿岸经印度传入西藏,又从西藏传至内地,故而得名。藏红花系鸢尾科多年生草本植物番红花的干燥柱头及花柱上部。原产欧洲及中亚、南亚。近代我国已引种成功,浙江、江苏、上海、北京等地均有栽培。藏红花性味甘平,有与红花相似的活血化瘀通经作用,且力量较强,又兼有凉血解毒之功。妇科经闭、瘕、产后瘀阻等症均可用之,尤其适用于温热病入血分发斑。藏红花用量比川红花轻,常用1~3克。使用时一般不与他药同煎,而是放于半杯多黄酒中,用隔水炖的方法炖化,兑入汤药内服用。孕妇忌用。

鱼腥草
——清肺解毒

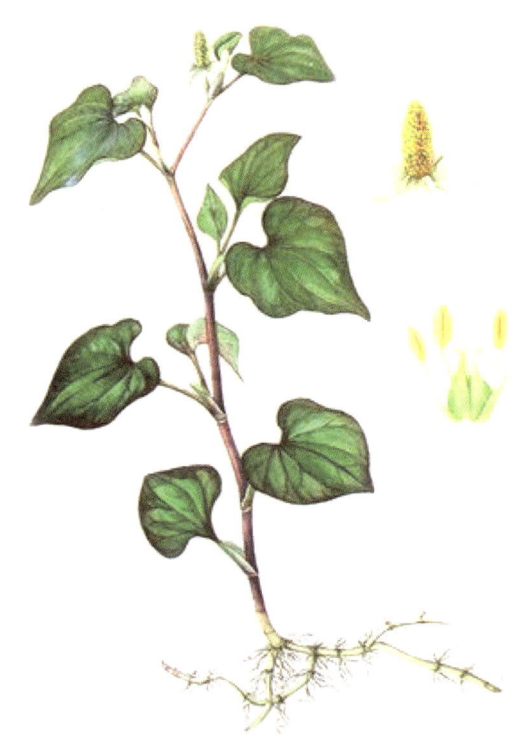

主要成分：挥发油，油中含抗菌成分鱼腥草素，为癸酰乙醛、甲基正壬酮、月桂烯等，具有特殊臭气；并含蕺菜碱、钾盐、槲皮苷、异槲皮苷等。

性味归经：味辛，性寒凉，入肺、膀胱、大肠经。

功效主治：清热解毒，祛痰排脓，利尿通淋，开胃消食。主治肺痈、肺热咳嗽、百日咳、痢疾、痔疮及痈肿疮疡、热淋小便不利，或水肿、食欲不振、消化不良。

用法用量：鲜品50～100克，干品30~50克，水煎服，或凉拌、泡茶饮、绞汁、煎汤。外用适量。

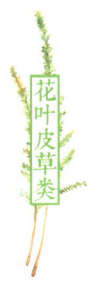

[成分功效]

鱼腥草鲜汁对金黄色葡萄球菌有显著抑制作用,加热后作用降低。其煎剂有抗病毒作用,并有增强免疫作用。鱼腥草尚有明显的利尿作用。

实验证明鱼腥草对多种革兰氏阳性及阴性细菌均有抑制作用。还能增强免疫功能,有利尿、抗炎、止咳、止血等作用。

[美味食单]

蕺菜山楂汤:鱼腥草60克,山楂15克,加水煎汤服。本品具有开胃消食的作用。适用于食欲不振、消化不良者。

蕺菜炖猪肚:鱼腥草120克,猪肚1个。将蕺菜放于猪肚中,扎定,以小火炖汤服用。本品具有健脾补肺、祛痰止咳的作用。适用于食欲不振、肺痨咳嗽、盗汗等症。

[药用验方]

蕺菜桔梗汤:蕺菜60克(鲜品),桔梗12克,甘草6克,瓜蒌皮15克,冬瓜子30克,水煎服。本方具有清热止咳、祛痰排脓的功效。主治肺痈吐脓痰等症。

蕺菜车前草汤:鱼腥草60克,车前草60克,加水煎服。本方具有利尿通淋的功效。主治热淋、小便不利或湿热水肿等症。

[传说趣事]

人工栽培鱼腥草:自20世纪40年代初,鱼腥草已开始有人工栽培,逐渐发展成为一种商品性蔬菜,目前在云南、贵州、四川等地栽培较多。据药理分析,新鲜鱼腥草中,每100克含蛋白质0.8克、碳水化合物3克、粗纤维1.2克、脂肪0.2克、维生素B_1 0.013毫克、维生素B_2 0.172毫克、维生素C33.7毫克,以及钾、钠、钙、镁、锌、锰等无机元素和17种氨基酸。

鱼腥草又名蕺菜的由来:明末清初诗人毛奇龄咏《蕺山式珠寺》。蕺山在浙江绍兴——古之越国首都。2000多年前的春秋战国后期,长江下游吴、越两国多年争战,公元前494年吴王夫差击败了越王勾践。越王勾践和夫人成为吴王的臣仆和奴妾,三年后才得以回国。为了雪耻报仇,越王勾践卧薪尝胆,节衣缩食,与平民百姓同甘共苦。他经常上山采食一种带有鱼腥味的野菜(即鱼腥草)充饥,以牢记国耻。到后来,越国转弱为强,终于打败了原来比越国强大的吴国。正所谓:"有志者事竟成,破釜沉舟,百二秦关终属楚;苦心人天不负,卧薪尝胆,三千越甲可吞吴。"后人为了纪念越王勾践卧薪尝胆的经历,将越王吃的鱼腥草叫蕺菜。

历代名医喜用鱼腥草治痈: 金代名医张元素曾用鱼腥草治愈了当时名医刘完素的伤寒病,因而医名大振。历代医家主要用它治疗肺脓痈、肺炎、痈肿、痢疾、痔疮、脱肛、水肿等症,主要用于肺痈。元代《本草经疏》云:"蕺菜,单用捣汁,配芥菜卤饮之,治肺痈有神效。"清代《本草撮要》也有治肺痈神效之说。临床治肺痈时常与桔梗、苇茎、贝母等配伍。

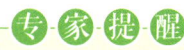

1. 鱼腥草用新鲜者为佳。
2. 健胃消食以生食为好。治疗痈肿疮疡、痔疮时,除内服外,可配合外敷或熏洗。
3. 鱼腥草不宜久煎。

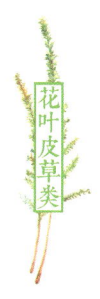

薄 荷
——疏风清热

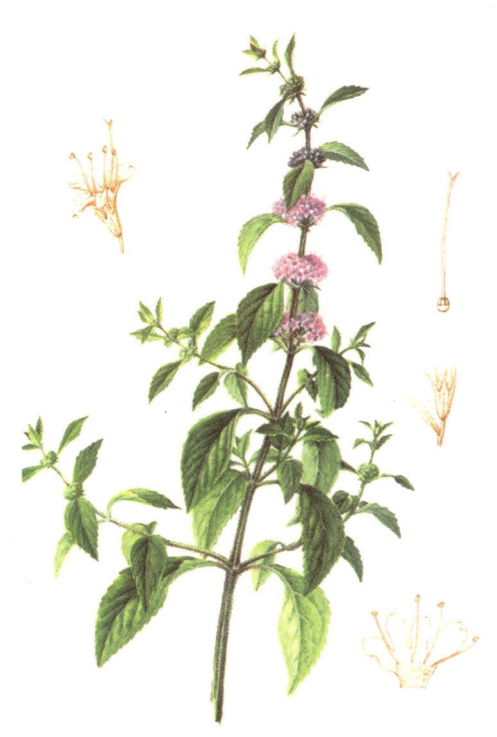

主要成分: 挥发油,油中主要成分为薄荷油、薄荷脑、薄荷醇、薄荷酮及乙酸薄荷酯等。

性味归经: 味辛,性凉,入肝、肺经。

功效主治: 发汗解表,疏风清热,行气解郁。主治外感风热、温病初起、麻疹初起、目赤肿痛、咽喉肿痛、声音嘶哑等症。

用法用量: 6～10克,大剂量可用至20克。水煎服(入煎剂宜后下),或研细末服,或入丸散。外用挤汁外涂。

[成分功效]

薄荷少量内服有发汗、解热及兴奋中枢作用。外用能麻痹神经末梢,用于消炎、止痛、止痒,并有清凉之感。薄荷煎剂对人型结核杆菌、伤寒杆菌有抑制作用。薄荷醇的酒精溶液有防腐作用,并对呼吸道炎症有治疗作用,可能是由于促进分泌而清除呼吸道黏液所致。

[美味食单]

薄荷鸡蛋汤: 鲜薄荷15克,鸡蛋2个。先将鸡蛋打入碗中,搅匀,放入开水锅内,再将薄荷放入调味即可食用。本品具有健脾行气开郁的作用。适用于生气恼怒后不思饮食等症。

[药用验方]

薄荷解表汤: 薄荷10克(后下),银花10克,连翘10克,牛蒡子12克,桔梗12克,菊花9克,芦根10克,甘草6克。水煎服,每日1剂。本品具有辛凉解表的功效。主治外感风热、发热恶寒、舌红口渴口苦等症。

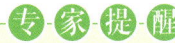

阴虚发热、肝阳亢盛、表虚多汗者忌服薄荷。

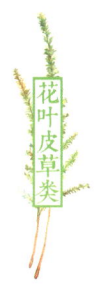

牡丹花
——活血调经
附：牡丹皮

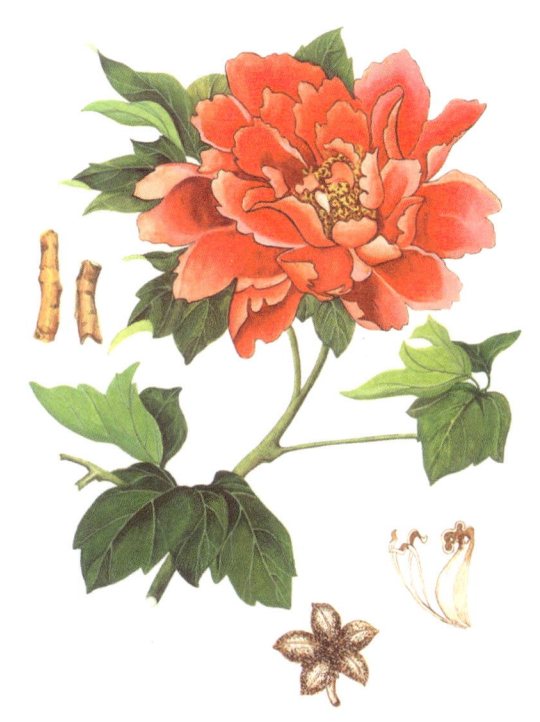

主要成分：黄芪苷、紫云英苷，牡丹皮含牡丹酚、牡丹酚苷、挥发油及植物甾醇等。

性味归经：牡丹花性平味苦淡，入心、肝、肾经。

功效主治：活血调经。主治妇女经脉不通、产后恶血不止、跌仆瘀血等症。

用法用量：水煎，一般用量3~6克。亦可入丸、散、膏剂。

[成分功效]

牡丹花花瓣含黄芪苷、紫云英苷，牡丹皮含牡丹酚、牡丹酚苷、挥发油及植物甾醇等成分。

现代药理实验证明，牡丹酚可降压止痛、镇静催眠，对伤寒杆菌、痢疾杆菌、大肠杆菌、葡萄球菌、肺炎球菌都有抑制作用。

[食用方法]

牡丹花粥：采摘盛开的牡丹花瓣，洗净，以粳米60克熬粥，稍煮调味服食。本品具有健脾活血的作用。适用于月经不调或血瘀行经腹痛等症。

[药用验方]

牡丹调经汤：牡丹花6克，当归10克，红花6克，香附10克，益母草15克，水煎服。本品具有活血调经的功效。主治妇女月经不调、经期腹痛等症。

[传说趣事]

曹州种牡丹的传说：明嘉靖年间，曹州赵楼村医生赵瑞波行医于陕西、四川一带，回来途经秦岭山中采药。当地牡丹极为贵重，因此他采种带回家乡种植。第一次没能种活，当年七月又去秦岭移栽种苗，经过精心养护，次年春得到红、白、粉、紫四色牡丹。到万历年间，他又去洛阳带回姚黄、魏紫、二乔等十多个品种在当地种植成功。从此，家家传种。据说，至今仍以赵楼村牡丹品质最佳，种植面积最大。在蒲松龄《聊斋志异》中有"曹州牡丹甲齐鲁"的赞誉，并把盛产牡丹的桑篱园写进了书中，足见曹州牡丹在当时的名声之盛。

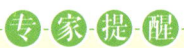

1. 痘疹初起或自汗多者忌用牡丹花。
2. 牡丹花为药服用时，忌食胡荽和大蒜等发物。

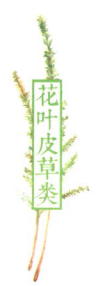

牡丹皮

牡丹皮为毛茛科多年生落叶小灌木植物牡丹的根皮。全国各地均有栽培。秋季或初春采挖3～5年的牡丹,除去泥土及茎苗,剥去茎皮晒干、切段生用。牡丹皮味苦、辛性微寒,入心、肝、肾经。具有清热凉血、活血散瘀的功效。主治血热吐血、鼻出血、经闭、肠痈、胁痛等症。用量用法:每次6~12克,大剂量可用至30克,水煎服,亦可研细作丸服。使用注意:月经过多的女性和孕妇应忌用牡丹皮。

槐 花
——清肝凉血

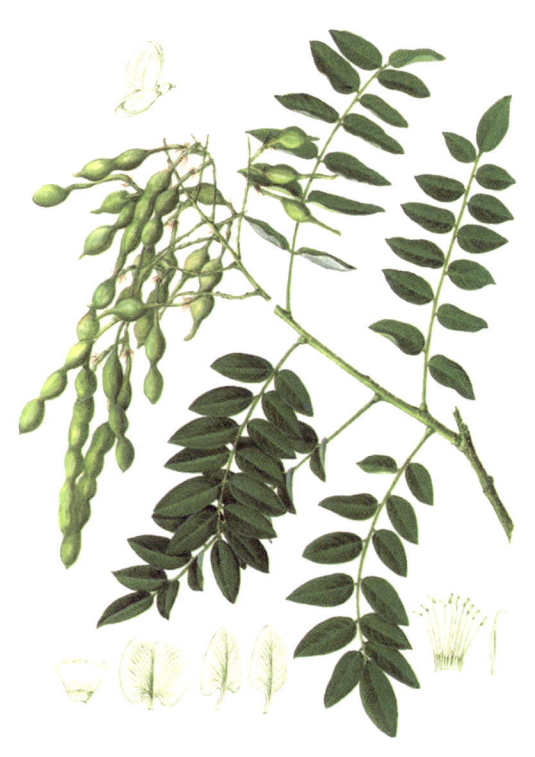

主要成分：芦丁，槐花米甲、乙、丙素，槲皮素等黄酮类成分；还含有槐二醇、槐花皂苷、植物凝集素、葡萄糖和葡萄糖醛酸等。

性味归经：味苦，性微寒，入肝、大肠经。

功效主治：凉血止血，清肝泻火。主治便血尿血、吐血鼻血、痔疮出血、小便短赤、崩中下血、风热目赤、高血压等症。

用法用量：10~15克。水煎服，或研细末服。

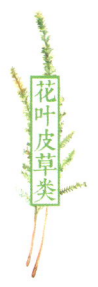

〖成分功效〗

现代药理研究表明,芦丁及其苷元槲皮素能保持毛细血管正常的抵抗力,减少血管通透性,恢复血管正常弹性,防止因毛细血管脆性过大、渗透性过高而引起的出血,高血压病、糖尿病患者服之可起到预防出血的作用。芦丁成分对脂肪浸润的肝有祛脂作用,与谷胱甘肽合用祛脂作用更好,有抗炎作用。芦丁及槲皮素对某些细菌、真菌、病毒有抑制作用。

槐花液和芦丁等对蛙心有轻度兴奋作用,对心传导系统有阻滞作用,能增加收缩力及输出量,减少心率,降低血压;槲皮素可扩张冠脉,改善心肌循环,降低心肌氧耗量,并能降低血中胆固醇量,对实验性动脉硬化症有预防和治疗作用。

〖美味食单〗

槐花茶: 夏季采收槐花及花蕾,晒干后用开水冲泡代茶饮用。本品具有清肝凉血的作用。适用于头晕目眩、烦躁易怒等症。

〖药用验方〗

治湿热蕴蒸,灼伤阴络而下鲜血: 槐花12克,栀子15克,地榆12克,紫珠草15克。水煎服,每日2剂。或槐花10克,侧柏叶10克,荆芥炭5克,枳壳9克。水煎服,每日2剂。

治痔疮出血: 槐花12克,地榆12克,苍术12克,甘草6克。水煎服,每日2剂。

治热蓄膀胱,损伤血络所致小便赤带血: 槐花250克研细末同酒服。或槐花250克、郁金250克共研细末。开水冲服,每次20克,每日3次。

治胃中积热,脉络瘀滞,气逆吐血: 槐花250克,炒研细末。入麝香少许,每次20克,米汤调饮下,每日3次(孕妇忌服)。

治崩中下血不止: 槐花250克,百草霜200克。共研细末,每次30克,开水冲服,每日3次。

治高血压病,头痛目赤,肝火偏旺: 槐花15克,水煎代茶服。或槐花10克,黄芩10克,菊花6克,夏枯草10克。水煎服,每日2剂。

治疗头癣: 将槐米炒后研末,用食油调成膏状,涂于患处,每日1次,至愈为止。

治疗银屑病: 将槐花炒黄研末,每次3克,饭后服,每日2次。

加味槐花散(《**本事方**》):槐花 10 克,侧柏叶 10 克,荆芥炭 10 克,枳壳 10 克,厚朴 6 克,木香 5 克,葛根 10 克。水煎服。本品具有凉血止血的功效。主治便血、尿血、痔疮出血等症。

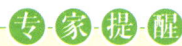

槐花性寒,脾胃虚寒者慎服。

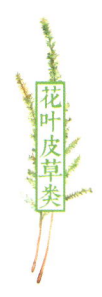

茵 陈
——清利退黄

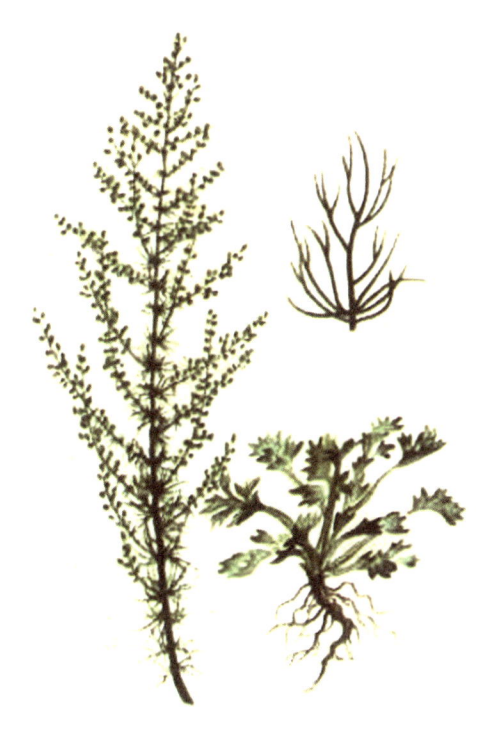

主要成分：6,7-二甲氧基香豆素、绿原酸、咖啡酸、叶酸、挥发油、茵陈酮等。

性味归经：茵陈味苦辛性微寒。入脾、胃、肝、胆经。

功效主治：具有清利湿热、祛湿止痒的功效。主治湿热黄疸、湿疹、全身瘙痒等症。

用法用量：茵陈每次用9～15克，大剂量可用至60克。水煎服，或煎水外洗。

[成分功效]

茵陈是中医治疗黄疸的有效药物,实验表明茵陈煎剂、热水提取物、水浸剂、去挥发油水浸剂、挥发油、挥发油中的茵陈二炔、茵陈二炔酮和茵陈炔内酯、醇提取物等均有促进胆汁分泌和排泄作用。水煎剂或注射液对四氯化碳所致肝损害,无论在肝脏功能或病理形态方面均有治疗作用。从北茵陈中分离的胆碱有抗脂肪肝作用。茵陈对金黄色葡萄球菌、溶血性链球菌、肺炎双球菌、白喉、炭疽、伤寒、甲型副伤寒、绿脓、大肠、枯草、弗氏、志贺氏痢疾杆菌,脑膜炎双球菌,流感病毒等有不同程度的抑制作用。

临床常用于治疗急或慢性黄疸型传染性肝炎、肝硬化、胆囊炎、胆系感染、胆石症、胆道蛔虫、高血压病、冠心病、高脂血症、普通感冒、流感、浅层霉菌病、钩端螺旋体病、糖尿病等。

[食用方法]

茵陈茶：绵茵陈30克,水煎代茶饮用。本品具有清热利湿、活血退黄的作用。适用于口苦尿黄、血胆红素偏高者。

[药用验方]

茵陈五苓散(《金匮要略》)：绵茵陈30克,云苓15克,猪苓12克,白术12克,泽泻9克,桂枝6克。水煎服。本品具有利湿退黄的功效。主治湿热黄疸、湿重于热、小便不利者。

茵陈四逆汤(《张氏医通》)：绵茵陈18克,熟附子9克,干姜9克,炙甘草3克。水煎服。本方具有温里助阳、利湿退黄的功效。主治阴黄,表现为黄色晦暗、神倦食少、肢体逆冷、脉沉细无力者。

专家提醒

非湿热发黄者,慎用茵陈。虚黄是黄而带淡白色,小便如常,口淡,脉弱,是由贫血、寄生虫病所致,不是由湿热引起,因此不宜用茵陈,宜用补中益气药物治疗。

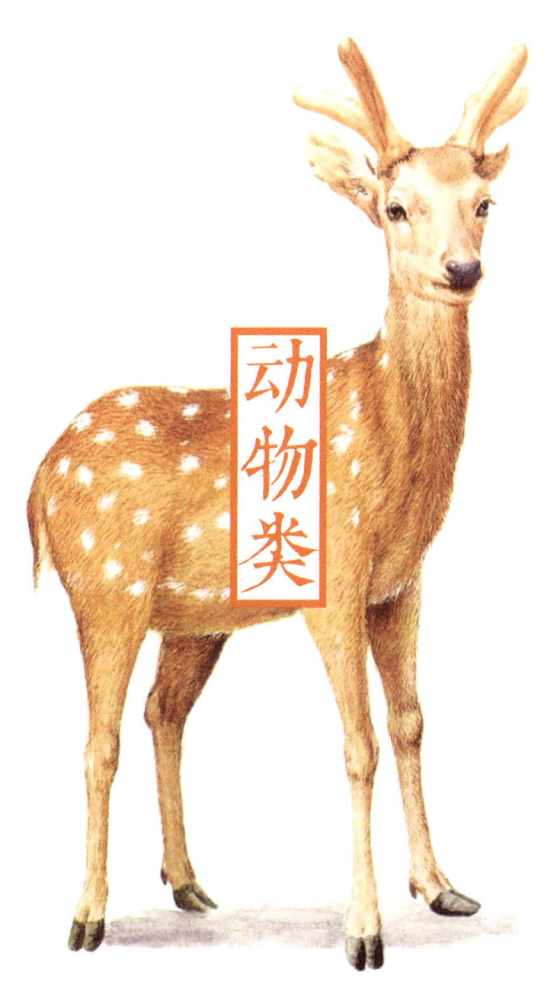

动物类

梅花鹿

——益精壮骨
附：鹿角 鹿角胶 鹿角霜

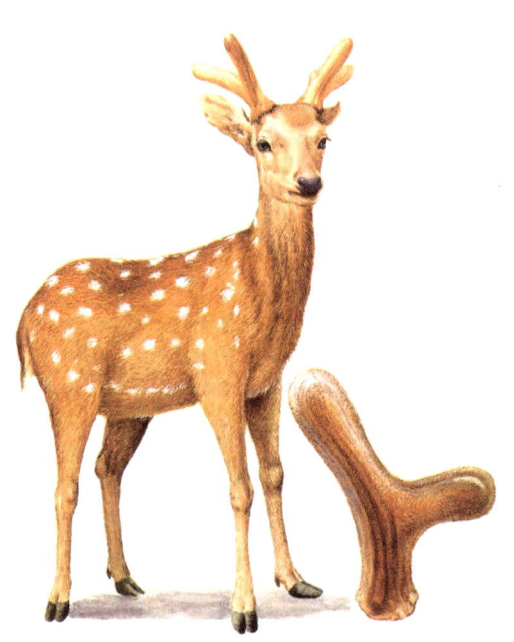

主要成分： 氨基酸、卵磷脂、脂肪酸、糖脂、碳水化合物、固醇类激素样物质、前列腺素、脑素、核糖核酸、脱氧核糖核酸、三磷酸腺苷、硫酸软骨素、多胺、肽类、脂蛋白、酶类、多种维生素及矿物质。鹿茸还含溶血磷脂酰胆碱、神经髓鞘磷脂、神经节苷脂及5种磷脂类化合物、胆固醇、肉豆蔻酸酯、油酸酯、棕榈酸酯、硬脂酸酯等。

性味归经： 鹿茸味甘咸性温。入肾、肝经。

功效主治： 壮阳补肾，益精生血，强壮筋骨，调节冲任，托疮解毒。主治一切虚损、阳痿滑精、腰膝无力、头晕耳聋、虚寒带下、月经不调、不孕不育等症。

用法用量： 1克研细末冲服，一日2次，或入丸散，随方配制及泡酒服用。

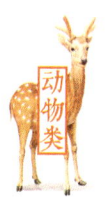

〖成分功效〗

鹿茸含有氨基酸、卵磷脂、脂肪酸、糖脂、碳水化合物、固醇类激素样物质、前列腺素、脑素、核糖核酸、脱氧核糖核酸、三磷酸腺苷、硫酸软骨素、多胺、肽类、脂蛋白、酶类、多种维生素及矿物质。鹿茸还含溶血磷脂酰胆碱、神经髓鞘磷脂、神经节苷脂及5种磷脂类化合物、胆固醇、肉豆蔻酸酯、油酸酯、棕榈酸酯、硬脂酸酯等成分。

鹿茸中所含的氨基酸约占干重的50%,对补充人体必需氨基酸非常有益。鹿茸所含的多种活性物质对机体有明显的强壮作用,能提高人体的工作效率,减轻疲劳,改善睡眠,增加食欲,特别是对营养不良和蛋白质代谢障碍有明显改善作用。研究显示:大剂量鹿茸能使心脏收缩幅度变小,心率减慢,并使离体心脏节律恢复正常。鹿茸提取物对肝、脑组织的线粒体B型单胺氧化酶有明显的抑制作用。离体实验证明,其作用的主要有效成分为次黄嘌呤和磷脂类成分。

鹿茸中的磷脂和脂肪酸也十分丰富(如磷脂酰胆碱、神经鞘磷脂等),可增强人体的学习记忆功能。鹿茸能改善微循环,增强心脏功能,保护缺血的心肌细胞。鹿茸具有抗脂质过氧化,提高SOD活性,清除自由基,提高核酸和蛋白质代谢水平的作用,对老年动物作用比青年动物更为明显。鹿茸还有明显的增强性功能、提高免疫力、抵抗外界不良因素、抗肿瘤等作用。

〖食用方法〗

鹿茸粉:鹿茸粉0.5克。服法:温开水或温黄酒送服,每日2次,早晚服。本品具有补肾益精、强筋壮骨的作用。适用于体质虚弱、神疲乏力、头晕眼花、畏寒肢冷、腰膝酸软、性功能减退等症。

〖药用验方〗

龟龄集(《中华人民共和国药典》):处方:人参、鹿茸、海马、枸杞子、丁香、穿山甲、雀脑、牛膝、锁阳、熟地黄、补骨脂、菟丝子、杜仲、石燕、肉苁蓉、甘草、天冬、淫羊藿、大青盐、砂仁等。性状:本品为胶囊剂,内容物为棕褐色的粉末,气特异,味咸。功能与主治:强身补脑,固肾补气,增进食欲。用于肾亏阳弱,记忆力减退,夜梦精溢,腰酸腿软,气虚咳嗽,五更泄泻,食欲不振。用法与用量:口服,1次0.6克(每粒胶囊装0.3克),一日1次,早饭前2小时用淡盐水送服。注意:忌生冷、刺激性食物；孕妇禁用；伤风感冒时停服。

[传说趣事]

抗衰名方龟龄集：补脾益肾是配制益寿延年方药的常用原则，著名的抗衰老方——龟龄集就是以鹿茸为主药配制的益肾方的代表。据传该方为明代方士邵元节献给嘉靖皇帝的长寿方剂，随后的清代皇帝大多对此十分推崇。该方源出于宋代《云笈七笺》一书，是邵元节等对该书中"老君益寿散"的处方加减而成。龟龄集处方原本存于嘉靖皇宫中，后由山西太谷籍提调官自太医院内抄回处方传入民间，流传至今，是公认的益寿延年妙方。药理研究表明，龟龄集可增强人体非特异和特异性免疫功能，有使中枢神经系统兴奋和抑制的双向调节作用，有强心作用，并以直接兴奋心肌为主，有促进性激素的作用和保护、增强大脑皮质功能及保护肝脏的作用。

专·家·提·醒

1. 服用鹿茸宜从小剂量开始，缓慢增量，不宜骤用大量以免阳升风动。
2. 凡气血炽热，阴虚阳亢，肺胃肾热，外感邪热，湿浊内蕴者均不宜吃鹿茸。

鹿角 鹿角胶 鹿角霜

1. **鹿角：**为雄鹿已骨化的角。味咸，性温，入肝肾经。补肾壮阳之力较鹿茸为弱，可作为代用品。兼能活血散瘀消肿，可治疮疡肿毒、瘀血作痛及腰脊筋骨疼痛等。内服外敷均可。煎服6～10克，研末服3～6克。外用磨汁或研末敷。禁忌同鹿茸。

2. **鹿角胶：**为鹿角煎熬浓缩而成的胶状物。味甘、咸，性温，归肝肾经。功能为补肝肾、益精血，并有良好的止血作用。适用于肾阳不足，精血亏虚，虚劳羸瘦，吐、衄、崩漏等之偏于虚寒者，以及阴疽内陷等。鹿角胶外用有止血作用。内服用量10～15克，外用适量，阴虚火旺者忌服。鹿角胶与龟版胶同用名龟鹿二仙胶，治肾经阴阳俱虚、腰酸冷痛、精凉量少、时有低热者尤宜。用量6～10克，用开水或黄酒加温烊化服，

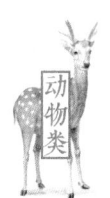

或入丸用。

3. **鹿角霜**：鹿角熬胶后的灰白色鹿角块，即为鹿角霜。鹿角霜含有大量钙质，温补之力逊于鹿茸和鹿角胶。具有温肾助阳、温中散寒、收敛止血的功效。主治由脾胃虚寒与肾阳不足所致的食少便溏、反胃呃逆、遗尿等症。内服用量6～10克，水煎服。

阿 胶
——补血滋阴

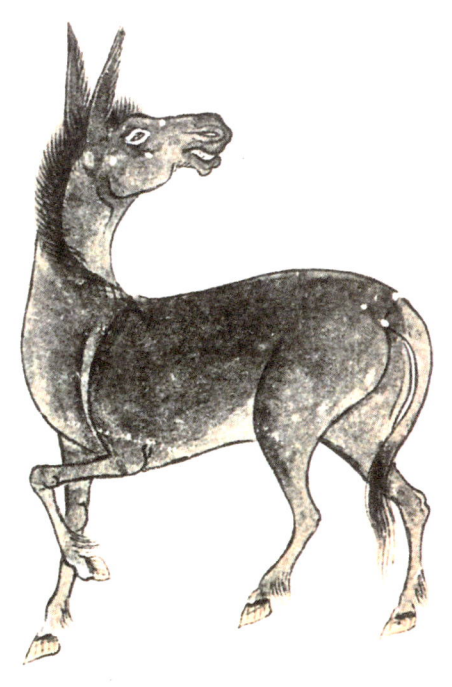

主要成分：主要为明胶，水解产生氨基酸。尚含有 20 多种微量元素。

性味归经：味甘，性平，入肝、肾、肺经。

功效主治：补血止血，滋阴润燥。主治贫血、虚劳咯血、吐血、尿血、便血、血痢、妊娠下血、崩漏、血枯经闭、阴虚心烦失眠、肺虚燥咳及虚风内动之痉厥抽搐等症。

用法用量：5～10 克。用黄酒或开水烊化冲服；或炒成阿胶珠入煎剂。止血宜蒲黄炒；清肺用蛤粉炒。

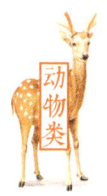

[成分功效]

实验研究证明,阿胶系由骨胶原及其部分水解产物所组成,基本上是蛋白质,与白明胶相似,水解后能产生多种氨基酸。阿胶可以提高血红蛋白和红细胞数,有较强的补血作用。阿胶还可以促进钙的吸收,具有抗休克、促进健康人淋巴细胞转化的作用。

[药用验方]

阿胶汤:阿胶10克,用开水烊化冲服,每日1次,连服15～30日。本方具有补血养阴的作用。适用于血虚面色萎黄、眩晕心悸之贫血等症。

阿胶补血口服液(《中国非处方药用药手册》):处方:阿胶、党参、白术(炒)、枸杞子、熟地黄、黄芪。性状:本品为棕色液体,味甜。功能与主治:益气补血。用于久病体弱,气虚血亏。用法与用量:口服,每次20ml,每日3次。2个月为1个疗程。注意:糖尿病患者不宜服此剂型。应用参考:本品主要用于治疗贫血、低血压、肺结核、肾炎、神经衰弱、功能性子宫出血等属气血虚弱者。本品对久病体弱、产后虚损而见气血虚弱者均有一定的治疗效果。

[传说趣事]

福牌阿胶的传承故事:清朝咸丰皇帝晚年无子,懿贵妃怀胎时患有血证,御医遍治而不得愈,当时的户部侍郎陈宗妫是山东东吴城(东阿镇)人,他推荐用山东邓氏树德堂所产的阿胶,化汁后服用。懿贵妃血证得愈,并保住了胎,足月后生下一男孩,即后来成为满清入主中原后的第九代皇帝同治。咸丰皇帝为此先后钦赐进贡阿胶的树德堂主人四品朝服黄马褂和进宫用的手折子,专为向宫廷进贡阿胶时使用。并为其所制阿胶赐"福"字作为品牌称号。同治(载淳皇帝)时宫廷每年指派四品钦差监制阿胶完成后带回宫中专供皇室宫廷使用。由于熬制贡品阿胶需精工制作,一次制胶需要九天九夜方能完成,故又称为"九天贡胶"。

牛皮阿胶与驴皮阿胶:经考证,阿胶作为药用始于汉代或更早,因马王堆出土的先秦文献《五十二病方》中已有将"胶"入药的记载。但当时之阿胶并非如今使用的纯驴皮胶,而是牛皮、马皮、驴皮及其他动物的皮熬制成的胶,至唐代时才正式将驴皮制作的胶称阿胶,而将牛皮制作的胶称黄明胶,后世便将驴皮胶定为阿胶正品。据传,正宗贡品阿胶要选用山东平阴地区的黑皮白肚皮的毛驴,此驴要在当地饲养,吃的是狮耳山上的草，喝的是狼溪河的水，而熬制阿胶所用之水也必须取于古阿井。《水经注》称："东阿县有大井，其巨若轮，深六、七丈，岁常煮胶，《本草》所谓阿胶也。"东阿井水富含矿物质，色绿质重。用平阴所养之驴皮，再用东阿古井之水所熬制的阿胶才能算得上是正宗贡品阿胶。

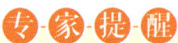

脾胃虚弱、便溏、消化不良者不宜服阿胶。

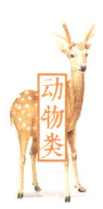

甲 鱼
——滋阴补肾

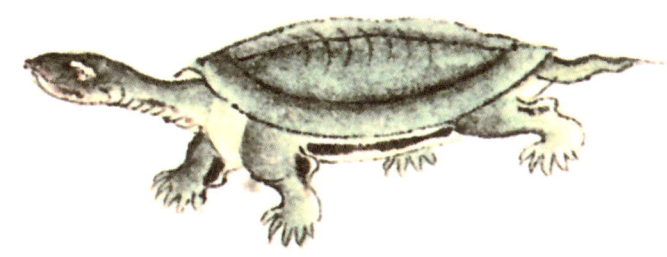

主要成分： 蛋白质、优质不饱和脂肪酸及亚油酸、维生素（A、B_1、B_2、B_6、B_{12}、C、E、K）、卵磷脂、视黄醇、胆碱、多糖、激素，以及钙、磷、铁、钠、钾、铜、锌、钴等。
性味归经： 性平，味甘，入肝经。
功效主治： 滋阴凉血，益气补虚，补肾健骨，软坚散结。主治肝肾阴虚、劳热骨蒸、或虚劳咳嗽、冲任虚损、崩漏失血、久疟不止等症。
用法用量： 蒸食、煮食、炖汤或入丸剂，用量一般用1只。

[成分功效]

现代医学研究证实,甲鱼及其提取物能有效地预防和抑制肝癌、胃癌,并广泛用于防治因放疗、化疗引起的虚弱、贫血、白细胞减少等症。日本研究发现甲鱼壳有抗癌作用,可使老鼠体内癌肿块缩小。国内研究发现甲鱼提取液对肉瘤有抑制作用,并能延长载瘤小鼠的寿命。甲鱼中含铁质、叶酸等,能增强造血功能,有助于提高运动员的耐力和恢复疲劳。其丰富的钙质则有助于运动员冲刺时爆发力的加强。鳖甲能抑制结缔组织增生,提高血浆白蛋白水平,对血清白/球蛋白倒置的慢性肝炎和肝硬化有效。现代研究发现,甲鱼脂肪中有较多的不饱和脂肪酸。亚油酸有缓和减轻胆固醇沉积、防止动脉硬化的作用,对高血压及冠心病患者有益。又因甲鱼滋阴凉血,大补肾阴,故糖尿病人亦最适宜食用。

[药用验方]

二母团鱼汤(《食疗本草学》):甲鱼 1 只,知母 15 克,贝母 15 克,银柴胡 15 克,甜杏仁 15 克,加水适量,同煎至肉熟,食肉饮汤,亦可加食盐少许调味。另将余药焙研为末,以鳖的骨、甲煎汤,取汁和丸服。本方具有滋阴补虚的作用。适用于肺肾阴虚、骨蒸潮热、手足心热、盗汗、咳嗽、咽干或肺结核属阴虚发热者。

山药炖甲鱼:甲鱼 1 只去头及内脏,怀山药 60 克,桂圆 30 克,加鸡汤,调入佐料,炖熟食。本方具有滋补肝肾、安神补血的功效。主治阴虚遗精、肝硬化、慢性肝炎、肺结核等症。

专家提醒

1. 脾胃阳虚及孕妇忌食甲鱼。
2. 甲鱼不可与苋菜、桃子、薄荷、荞麦、兔肉、鸡蛋同食。

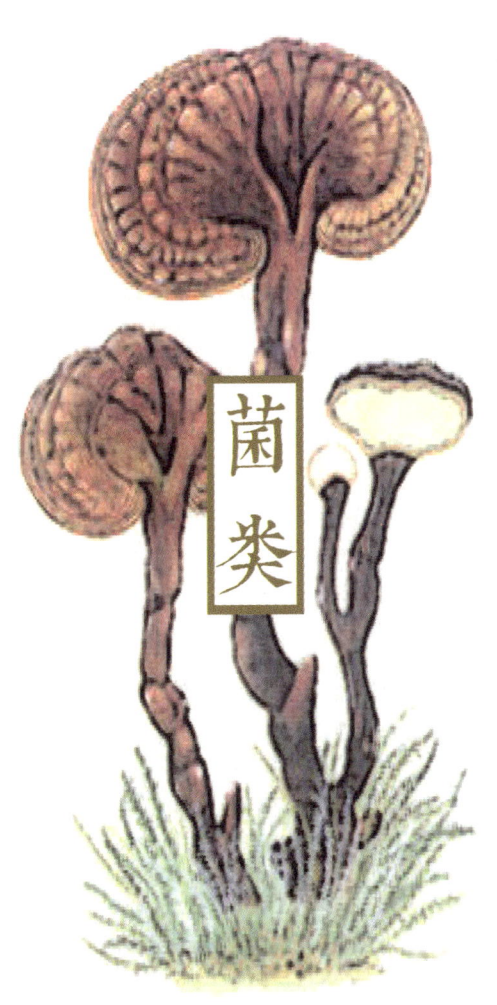

菌类

灵 芝
——滋补强壮

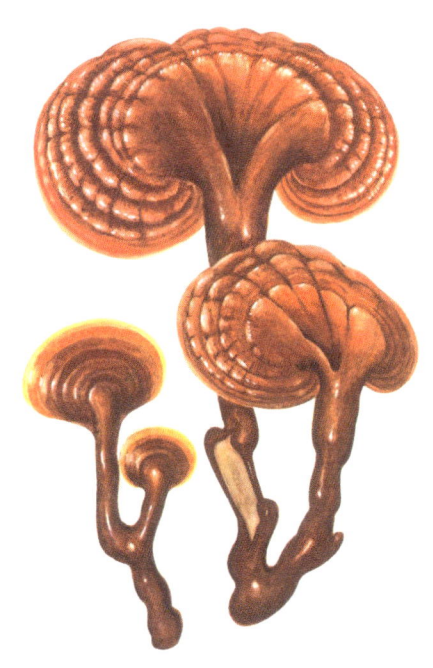

主要成分： 多糖类、核苷类、呋喃类、甾醇类、生物碱类、蛋白氨基酸类、三萜类、油脂类、维生素类及微量元素等。

性味归经： 味甘，性平，入心、脾、肾经。

功效主治： 滋补强壮，抗衰老，扶正固本。用于免疫功能低下、急慢性肝炎、冠心病、神经衰弱、肿瘤、血脂异常、眩晕失眠、心悸气短、虚劳咳喘等症。

用法用量： 治疗用10~20克，保健用3~6克。研碎冲服，或浸酒服或制片、熬膏等。

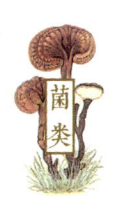

[成分功效]

现代医学研究已从灵芝中分离出150余种化合物,分为多糖类、核苷类、呋喃类、甾醇类、生物碱类、蛋白氨基酸类、三萜类、油脂类、维生素类及微量元素等。据分析,紫芝中含有麦角甾醇、有机酸、氨基葡萄糖、多糖类、树脂、甘露醇等成分,赤芝中含有麦角甾醇、树脂、脂肪酸、甘露醇、多糖类、生物碱、内酯、香豆精、水溶性蛋白质和多种酶类。日本学者还从赤芝的菌丝体中分离到具有免疫调节作用的蛋白。

药理研究表明:①灵芝含有丰富的天然营养物质,能滋补人体器官,并能双向调节各器官功能异常,使全身内脏器官功能恢复正常。②灵芝具有明显的强心作用,能增强心肌收缩力,增加冠状动脉血流量,降低心肌耗氧量。③灵芝具有降低血中的胆固醇和甘油三酯,防止动脉粥样硬化的发生和发展的作用。④灵芝具有保护肝脏的作用,能降低血清丙氨酸氨基转移酶,减轻肝小叶炎症,促进肝细胞再生。⑤灵芝有较强的镇静、止咳平喘和祛痰功效。⑥抗肿瘤。灵芝中所含多糖类成分及丰富的锶、锌、锗和三萜类成分,能有效防止和抑制癌细胞生长,增强人体免疫力;子实体中的酸性葡聚糖、云芝菌丝体中分离的云芝糖肽有显著的抑瘤作用。⑦灵芝有抗放射线损伤的作用,并能提高机体耐受缺氧和低压缺氧的能力。⑧灵芝对中枢神经系统有抑制作用,有明显的镇静、镇痛作用。

[美味食单]

灵芝炖鸡: 灵芝20克,鸡1只(500克),葱、姜、料酒、白糖、胡椒粉少许。制法:鸡洗净,去内脏;将灵芝片、葱、姜、料酒、胡椒粉、白糖等放入鸡腹中,置于炖盅内,加适量清水,封盖,旺火炖约3小时,调味即可食用。本品具有滋补强壮的作用。适用于神经衰弱、夜难入睡、睡则多梦、极易疲劳等症。

[药用验方]

灵芝散: 灵芝1~3克,研末冲服,每日1次,长期服用。本品具有扶正固本的作用。适用于肿瘤化疗和放疗的辅助治疗。

灵芝酒: 灵芝1株(60克),人参1支(30克),枸杞子60克,鹿茸30克,纳入低度(36度)上等白酒或黄酒2斤中,浸泡3个月后服用。本品具有补肾壮阳、延年益寿的作用。用于腰酸腿软、阳痿早泄、年老体弱者。高血压病患者不宜服用。

夜宁糖浆（《中华人民共和国药典》）：处方：合欢皮105克，灵芝50克，首乌藤105克，大枣75克，女贞子105克，甘草30克，浮小麦300克。性状：本品为棕褐色的黏稠液体，气微，味甜、微苦。功能与主治：安神养心。用于神经衰弱，头昏失眠，血虚多梦。用法与用量：口服，1次40ml，每日2次。应用参考：对西医诊断为神经官能症、贫血、绝经期综合征等，出现符合其主治症状表现者，可选用此药。

[传说趣事]

瑶姬化为芝草：传说炎帝的小女儿名叫瑶姬，刚到出嫁之年，就早夭离世。她的精气飘荡到"姑瑶之山，化为瑶草"。天帝哀怜瑶姬的早逝，封她为巫山云雨之神。相传楚怀王有一次巡视云梦，住在高唐馆舍，在睡梦中与瑶姬相会。楚怀王从梦中醒来后，无限怅惘。为纪念美梦，给瑶姬建了一座庙宇，取名"朝云"。后来，楚襄王到此游览，也做了一个同样的梦，当时被传为佳话。楚国大文人宋玉乃据此写出了著名的《高唐赋》和《神女赋》。后来，人们把瑶姬谐音为灵芝。传说"神女"居住的巫山里，灵芝特别多。

民间关于灵芝草的传说：民间流传最广、最有趣味的传说是家喻户晓的《白蛇传》。白娘子为了挽救丈夫许仙的性命，冒着生命危险从南极仙翁所居住的昆仑山上盗取"仙草"，使得许仙起死回生。这种救命的"仙草"即是灵芝草。我国第一部中药学专著《神农本草经》将灵芝作为上品药收录于书中，认为"久食，轻身不老，延年"。灵芝是传统的滋补强壮、扶正固本、抗衰老、延年益寿的珍贵药物，古代流传灵芝是"治百病"的"仙药"。

长寿灵芝草：我国民间年画的长寿图中，常常有鹤发童颜的老寿星手拄着拐杖站立在一棵苍劲的古松之下，身旁的梅花鹿口中衔着一株瑞草。这枝象征着"吉祥如意"的瑞草就是灵芝草。这些美好的传说，说明古人对灵芝的崇拜，同时又给灵芝笼罩上一种神秘的色彩，使灵芝成为可望而不可及的仙品。

专·家·提·醒

1. 灵芝子实体要注意防虫蛀、防潮和防霉变。
2. 灵芝药性平和，补益作用和缓，长时间服用方起作用。

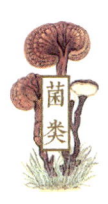

冬虫夏草

——补肺益肾

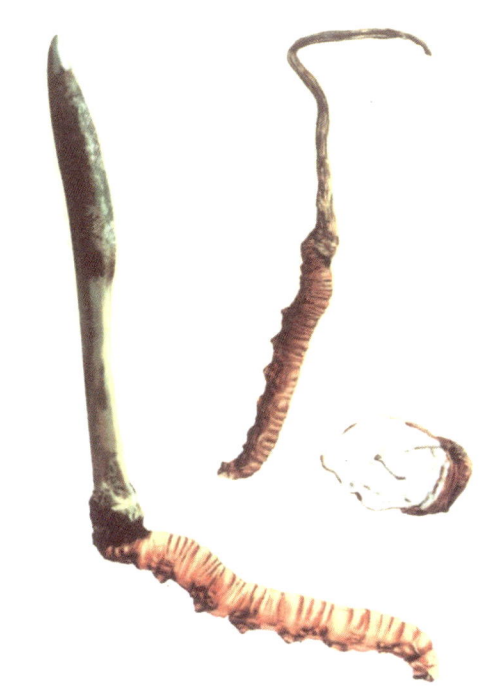

主要成分：冬草夏虫素、虫草酸及醇类、核苷类、肽类、单糖和多糖类等。

性味归经：味甘、性温，入肺、肾经。

功效主治：补肺益肾，止咳化痰。主治中老年虚损、久咳虚喘、腰膝酸痛、阳痿遗精等症。

用法用量：水煎服，3～10克；研末服，1.5～3克。

【药用验方】

虫草大枣茶：虫草 3 克，大枣 20 枚。水煎 1 小时，食虫草及大枣，药液代茶饮。本方具有补虚健体的作用。适用于食欲不振、体乏无力、失眠等症。

虫草鹿茸酒：虫草 30 克，鹿茸 30 克，枸杞子 60 克，低度白酒 1000 毫升。将虫草、人参、枸杞子放入白酒中浸泡 1 个月后服，每日早晚服用 15 毫升。本方具有益气助阳、健脾补肾的功效。主治中老年人肾阳不足、体倦乏力、畏寒肢冷、腰膝酸软、性功能减退等症。

【传说趣事】

鉴别虫草要诀：冬虫夏草由虫体、子座及子实体组成。鉴别特征为虫体及头部长出的子实体相连而成。鉴别虫草的 16 字诀为：上草下虫，虫实草空，虫有纹足，草顶稍膨。

专·家·提·醒

1. 冬虫夏草价格昂贵，故伪假者颇多。所以，如果需要服用虫草，一定要到正规的大药店去购买，切不可在路边小摊上购买虫草，以免延误病情。
2. 阴虚火旺及肺热咯血患者，不宜单独应用冬虫夏草。
3. 有外感发热者忌用冬虫夏草。
4. 对虫草过敏者需停服冬虫夏草。
5. 保存冬虫夏草的主要环节是防虫蛀和防霉变，保存方法有：①低温冷冻法，将虫草按每次服用的剂量装在小塑料袋里，放入冰箱内的冷冻室中，每次取出 1 袋服用。②常温保存法，将花椒用纱布包好放于广口玻璃瓶底部，上面放虫草，放置阴凉通风干燥处，密闭保存。

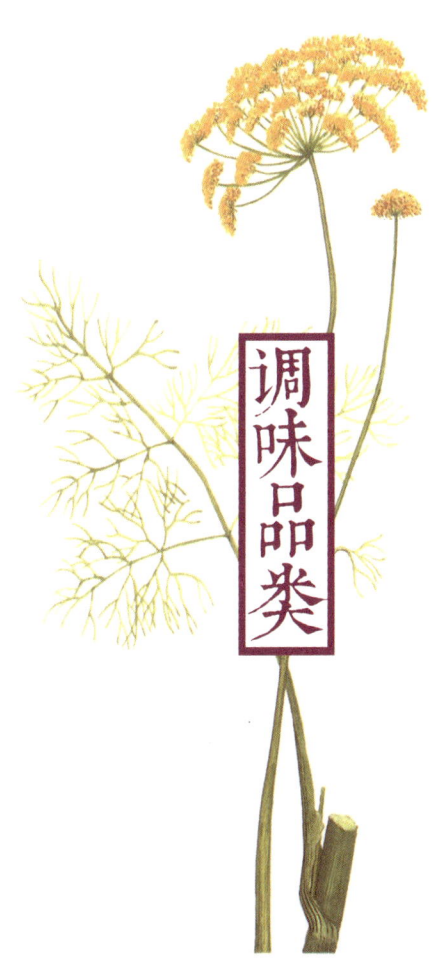

调味品类

大茴香
——暖胃散寒

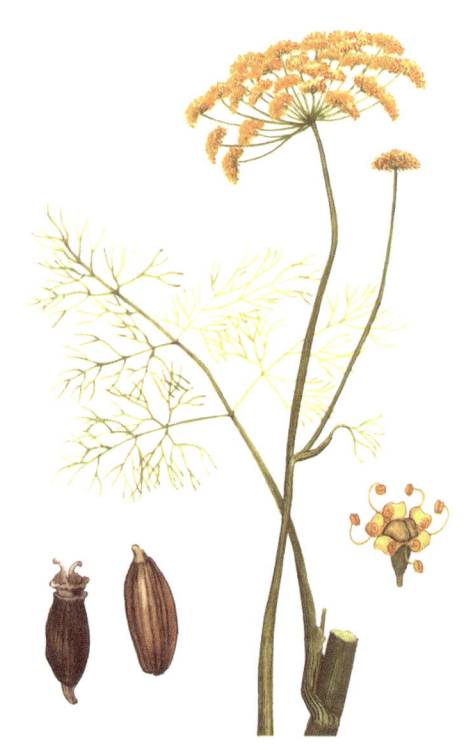

主要成分：挥发油，其中主要为茴香醚、小茴香酮，还有茴香醛、茴香酸、爱草脑、对聚伞花素。此外，还含脂肪油、蛋白质、树胶、树脂、黄酮类化合物、花生酸、亚油酸、豆甾醇等。

性味归经：味辛，性温，入胃、脾、肝、肾经。

功效主治：暖胃健脾，温肾散寒，调中理气。主治寒疝腹痛、腰漆冷痛、胃寒呕吐、脘腹疼痛、寒湿脚气、大小便不通等症。

用法用量：3～6克，水煎服，或研细末入丸、散。烹调调味适量。

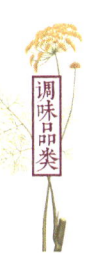

[成分功效]

茴香油具有刺激胃肠神经血管,增强血液循环的作用。大茴香水煎剂对人型结核杆菌及枯草杆菌有抑制作用;大茴香的乙醇提取物对金黄色葡萄球菌、肺炎球菌、白喉杆菌、枯草杆菌、霍乱弧菌、伤寒杆菌、副伤寒杆菌、痢疾杆菌、大肠杆菌及常见致病皮肤真菌等均有较强的抑制作用;茴香脑有升高白细胞的作用,对化疗病人的白细胞减少症有较好疗效。此外,茴香脑还具有雌激素活性,并能促进肠蠕动。

[药用验方]

大茴香粥: 茴香5克,粳米60克。茴香炒黄研末备用;粳米加水煮粥,投入茴香末,加红糖少许,稍煮为黏稠,即可食用。本方具有温胃散寒的作用。适用于胃寒呕吐、食欲不振、脘腹胀满、便溏泄泻、下肢冷痛等症。

大茴香散: 八角茴香30克,小茴香末30克,胡椒15克。共研细末,每次3克,用米酒调服。本方具有健脾暖胃、散寒止痛的功效。主治偏坠疝气、胃寒气痛、腹胀如鼓等症。

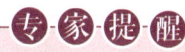

1. 阴虚火旺者禁服大茴香。
2. 发热口苦口干者,不宜服用大茴香。

花 椒
——开胃驱虫

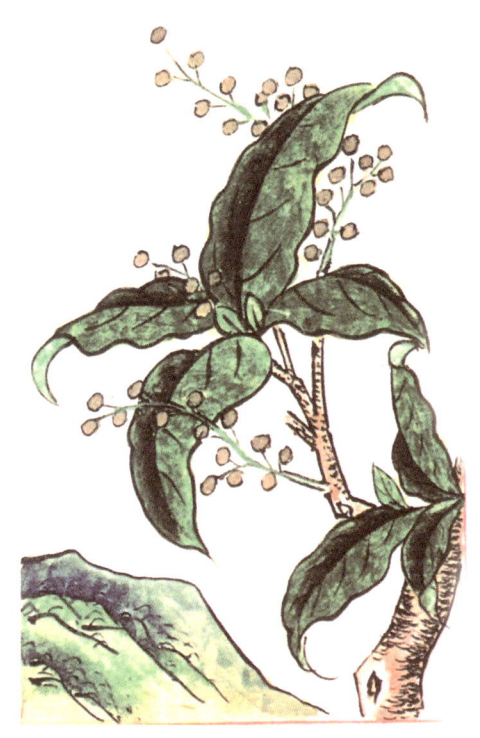

主要成分：挥发油，油中主要为异茴香醚、枙牛儿醇、柠檬烯、枯醇等，还有甾醇和不饱和有机酸、苯甲酸、佛手柑内酯等成分。

性味归经：味辛，性温，入脾、肺、肾经。

功效主治：温中散寒，开胃除湿，驱虫止痛，解鱼腥毒。主治脾胃虚寒、食欲不振、积食停饮、脘腹冷痛、呕吐腹泻、赤白痢疾、风寒湿痹、疝痛齿痛、蛔虫病、蛲虫病等症。

用法用量：每次用3～6克。水煎服或入丸散。外用适量，作调味品适量。

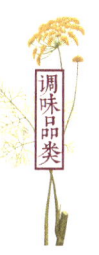

〖美味食单〗

花椒油： 植物油100克，置锅内熬热，投入花椒30克，熬至花椒微焦，取油待温时备用。本品具有开胃散寒的作用。适用于拌各种凉菜。

花椒酒： 花椒120克，炒出汗，以1杯黄酒过滤，趁热饮酒。本品具有温中散寒、活血止痛的作用。适用于心腹冷痛或寄生虫致心痛等症。

〖药用验方〗

花椒止痛汤： 花椒6克，干姜6克，党参30克，淮山药30克，白术10克。水煎二次，取300毫升，分三次温服。本品具有温中散寒、健脾止痛的功效。主治胸腹冷痛、大便稀溏、食欲不振等症。

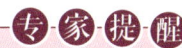

1. 阴虚火旺者忌食花椒。
2. 孕妇慎食花椒。

图书在版编目（CIP）数据

名老中医李乾构亲授食疗秘方. 药物卷 / 李乾构编著. —北京：华夏出版社，2014.11

（原汁原味中医养生系列）

ISBN 978-7-5080-8258-5

Ⅰ.①名… Ⅱ.①李… Ⅲ.①中草药－验方－汇编 Ⅳ.①R247.1

中国版本图书馆 CIP 数据核字（2014）第 243032 号

名老中医李乾构亲授食疗秘方·药物卷

编　　著	李乾构
策　　划	曾令真
责任编辑	梁学超　苑全玲
出版发行	华夏出版社
经　　销	新华书店
印　　刷	北京中科印刷有限公司
装　　订	三河市少明印务有限公司
版　　次	2014 年 11 月北京第 1 版 2015 年 1 月北京第 1 次印刷
开　　本	787×1092　1/16 开
印　　张	13.25
字　　数	227 千字
定　　价	59.00 元

华夏出版社　地址：北京市东直门外香河园北里 4 号　邮编：100028
　　　　　　网址：www.hxph.com.cn　电话：(010) 64663331（转）
若发现本版图书有印装质量问题，请与我社营销中心联系调换。